Grundlagen

der

Pharmaceutischen Waarenkunde.

Grundlagen

der

Pharmaceutischen Waarenkunde.

Einleitung

in das

Studium der Pharmacognosie.

Von

Dr. F. A. Flückiger,

Professor an der Universität Strassburg.

Mit 104 in den Text gedruckten Holzschnitten.

Berlin 1873

Springer-Verlag Berlin Heidelberg GmbH

ISBN 978-3-662-01822-4   ISBN 978-3-662-02117-0 (eBook)
DOI 10.1007/978-3-662-02117-0

VORWORT.

Es fehlt in der pharmaceutischen Literatur keineswegs an
Bearbeitungen der Waarenkunde oder Pharmacognosie, welche
diese auf die Stufe wissenschaftlicher Erkenntniss heben. In der
Natur der Sache liegt es aber, dass selbst die gelungenste Darstellung dieses Faches nicht sowohl den allseitig befriedigenden
Eindruck eines vollendeten ganz in sich abgeschlossenen Kunst-
werkes hervorbringen kann als vielmehr einer geschickt zu-
sammengefügten Mosaik vergleichbar ist. Die Steine dieses
Baues einzeln herauszunehmen, bei Lichte zu besehen, Ecken
und Kanten abzuschleifen, die bedeutungsvollen schärfer zuzu-
spitzen, das ist der Versuch, den diese Schrift wagen wollte.
Wo sich ergab, dass zum wissenschaftlichen Aufbau der Pharmacognosie noch da und dort ein Stein oder Steinchen fehlte
oder nicht an gehöriger Stelle eingefügt war, da gingen die folgenden Zeilen nach Abhülfe aus. Sollte das Wagniss nicht ganz
misslungen sein, so müssten die „Grundlagen" nach des Verfassers Ansicht und Absicht dem Anfänger die Hand reichen und
ihn anregen zu recht erfolgreichem Studium unseres Faches, ja
sogar dem Kundigern den Genuss reichen Besitzes erhöhen.

Ein Wagniss freilich sind diese „Grundlagen" zu nennen.
Nach mehrern Seiten hin wollen sie festen Grund und Boden
bieten. Sehr gerne aber hätte der Verfasser diese Aufgabe be-

rufeneren Händen überlassen; er hätte z. B. gewünscht, den botanischen Theil aus der Feder eines unserer Meister der Botanik
hervorgehen zu sehen, den chemischen aus dem Laboratorium
eines jener Chemiker, welche über die Anziehungskräfte der
Molekeln in genialer Weise verfügen.

Die Pharmacopöe des Deutschen Reiches trug vornämlich
dazu bei, Bedenken zu überwinden, längeres Zuwarten aufzu-
geben und getrost zu versuchen, den beabsichtigten Nutzen zu
stiften.

Pharmacopoea Germanica nämlich hält noch in höherem Grade
als die ähnlichen neuen Gesetzbücher Oesterreichs, Scandinaviens,
der Schweiz fest an einem reichen Schatze vegetabilischer Heilstoffe. Je weiter das Gebiet der erstern sich räumlich erstreckt,
je grösseres Ansehen sie sich erringen wird, desto mehr hat die
Pharmacognosie die Pflicht, ihrerseits für ein gediegenes Verständniss jenes Theiles der Pharmacopöe zu sorgen, welcher die
Drogen zumal vegetabilischen Ursprunges vorführt.

Dazu wollen auch diese „Grundlagen“ das ihrige beitragen
im Kreise der Literatur, welche sich an jenes Einigungswerk an-
lehnt und so der Fortentwickelung der Pharmacie dienen.

Indem sie vorzugsweise als Einführung in die eigentlichen
beschreibenden Fachschriften gelten möchten, welche im nachstehenden Literaturverzeichnisse unter 7 genannt sind, sollen
die „Grundlagen“ auch manches zusammenfassen, ergänzen und
abschliessen, was zerstreut oder eben nur andeutungsweise im
Lehrgebäude der Pharmacognosie liegt. Diese Absicht, die Möglichkeit und Wünschbarkeit einer derartigen, ich möchte sagen
künstlerischen Abrundung, wird hoffentlich aus den nachfolgenden Zeilen hervortreten, wenn auch des Verfassers Streben sich
besser erweisen sollte als seine Leistungen.

Zur Verdeutlichung der Sätze aus der Pflanzenanatomie
wurden zahlreiche eigene Holzschnitte erforderlich; es lag im
Plane, auf eine Reihe anderer zu verweisen, welche von den
allgemeiner verbreiteten einschlagenden Meisterwerken wie Sachs,

Breg, Dippel, Pringsheim's Jahrbüchern u. s. w. geboten werden. Eine Auswahl dieser Abbildungen wurde aber schliesslich noch herbeigezogen, um dem Leser das Nachschlagen, wenn nicht ganz zu ersparen, so doch sehr stark zu beschränken. Die Quellen dieser Nachbildungen finden sich jeweilen an den betreffenden Stellen angegeben.

Dass es in Hinsicht der Drogen thierischen Ursprunges an Illustrationen fehlt, mag durch die so sehr geringe Zahl derartiger Arzneistoffe entschuldigt werden. Um auf ihre anatomischen Verhältnisse einzugehen, würde es nothwendig geworden sein, sehr viel weiter auszuholen als es hier zulässig erschien. Das gleiche gilt überhaupt von der knappen Behandlung, welche den angedeuteten Stoffen aus dem Thierreiche in den nachfolgenden Zeilen gewidmet wurde.

Inhaltsübersicht.

Aufgabe der Pharmacognosie.

Die zur Hervorrufung von Heilwirkungen benutzten Stoffe sind entweder Erzeugnisse der Chemie oder gehören unmittelbar den beiden organischen Naturreichen an. Unter den aus chemischen Operationen hervorgehenden Arzneistoffen treffen wir solche, die in der That nur planmässig geleiteten chemischen und physikalischen Processen ihren Ursprung verdanken, wie z. B. die Mineralsäuren, Jod, Brom, Chloral, Phenol, Glycerin, Weingeist, sei es dass die chemische Industrie ihren ersten Hebel im Gebiete der unorganischen Natur ansetzt, sei es dass ihr erster Ausgangspunkt, wie bei den 4 letztern Beispielen, in den Kreis der organischen Natur fällt. Sehr häufig kommt es nur eben darauf an, in geeignete Form zu fassen, was die Natur schon fertig darbietet, wie bei den Mineralwässern, oder aber die chemische Thätigkeit geht darauf aus, wirksame Stoffe aus Pflanzen, seltener aus Thieren oder Thierstoffen, abzuscheiden und von ihren Begleitern zu trennen, das heisst, sie zu reinigen. In allen diesen Fällen besteht also die Aufgabe der Chemie darin, der Heilwissenschaft chemisch scharf characterisirte Körper, mit einem Worte, chemische Individuen, zur Verfügung zu stellen. Nur solche jederzeit in vollkommener Identitat wieder zugängliche Stoffe können ja schliesslich die sichere Grundlage wissenschaftlicher Medicin und Pharmacie abgeben. In dieser Richtung liegen die Zielpuncte der Zukunft.

Mit diesen Arzneikörpern beschäftigt sich die Pharmacognosie nicht, sondern man ist in pharmaceutischen Kreisen ubereingekommen, ihr diejenigen zuzutheilen, welche uns die Natur unmittelbar, wenigstens ohne eigentlichen tiefern chemischen Eingriff liefert. Da die wenigen in früheren Zeiten gebräuchlichen Arzneistoffe des Mineralreiches jetzt bedeutungslos geworden oder der chemischen Bearbeitung anheimgefallen sind, so beschränkt sich die wissenschaftliche Erkenntniss, welche die Pharmacognosie zu bieten hat, auf die organische Natur oder eigentlich beinahe auf das Pflanzenreich. Denn auch von den Thieren und den Theilen oder Producten der Thiere, welche ehemals in nicht unbeträchtlicher Zahl in medicinischer Anwendung gestanden haben, bilden nur noch Castoreum, Moschus, Canthariden wichtige Bestandtheile des heutigen Arzneischatzes. In den Canthariden ist einzig das Cantharidin von Bedeutung und die Zukunft wird es wohl noch der Heilkunst in reiner Form zur Verfügung stellen. Das speciell pharmaceutische Interesse an dem Käfer selbst wird dann in ähnlicher Weise zurücktreten, wie, von diesem Standpunkte aus, dasjenige an den Thieren, welche uns den Leberthran, den Honig, den Milchzucker liefern.

Die Aufgabe der Pharmacognosie besteht im wesentlichen zunächst darin, alles das, was Botanik, Zoologie, Pharmacie von den soeben besprochenen Arzneikörpern auszusagen haben, zu sichten, in wissenschaftliche Form zu bringen, ansprechend und übersichtlich darzustellen und näher zu begründen. Hierdurch erst gestaltet sich die Pharmacognosie zu einem für die Pharmacie wie für die Medicin gleich wichtigen, allerdings noch häufig verkannten Wissenszweige.

Besonders nahe liegt dem Apotheker ein genauer Einblick in die Pharmacognosie, da ja bei ihm die Beschäftigung mit den angedeuteten Stoffen zur eigentlichen Lebensaufgabe wird. Von grundlicher Vertrautheit mit denselben, von ihrer richtigen Handhabung ist der praktische Erfolg der Pharmacie in hohem Grade abhängig, so dass ein tieferes Eingehen in die Wissenschaft der Pharmacognosie von dem Pharmaceuten wohl erwartet werden darf. Er wird sich und seinem Berufe Ehre machen, wenn er sogar etwas weiter geht als das nachstliegende praktische Interesse unumgänglich gebietet. Ueberdies ist es kaum möglich, eine scharfe Grenze zu ziehen zwischen alltäglicher Berufserfüllung und wissenschaftlichem Streben und nicht nur ist dieses unausführbar, sondern gar nicht wünschenswerth. Nur in steter Wechselwirkung von Praxis und Wissenschaft kann die Pharmacie überhaupt gedeihen.

So soll auch die Pharmacognosie im besonderen bis zu einem gewissen Grade alles umfassen, was zu einer monographischen

Kenntniss der wichtigsten Arzneistoffe gehört. Zu der angedeuteten naturwissenschaftlichen Betrachtung derselben gesellen sich ferner rein geschichtliche, geographische, culturhistorische Beziehungen und Handelsverhaltnisse. Das alles soll sich zu einem reichen, lebensvollen, in vielen Fällen auch anziehenden Bilde gestalten und abrunden. Ganz besonders aber müssen wieder aus diesem reichen Inhalte diejenigen Zuge hervortreten, welche zu einer raschen annähernden Werthbestimmung zunächst ohne wirkliche chemische Analyse führen können, wo dies nur irgend angeht.

Die wichtigste Eigenschaft der Arzneikörper aber ist schliesslich ihre Heilwirkung und gerade diese muss von der pharmacognostischen Erörterung ausgeschlossen bleiben, weil sie zur Aufgabe einer selbständigen wissenschaftlichen Disciplin, der Pharmacologie oder Pharmacodynamik geworden ist. Aus naheliegenden praktischen Gründen wird es sich allerdings empfehlen, da und dort, zumal bei machtig eingreifenden Stoffen, auch ihrer Wirkungsweise wenigstens zu gedenken. Dass aber diese beiden Gebiete sich vielfach berühren und dass die Pharmacologie ganz besondere Unterstutzung von der wissenschaftlichen Pharmacognosie empfangt, ja die letztere geradezu zur Voraussetzung hat, liegt auf der Hand.

Auch in Betreff der chemischen Seite der Pharmacognosie muss eine Einschrankung hervorgehoben werden. Wohl kommt es ihr eben so gut zu, die gehörig isolirten Bestandtheile der Drogen aufzuzählen und zu kennzeichnen, als auch anzugeben, wenigstens anzudeuten, wo sich noch empfindliche Lücken in dieser Richtung vorfinden und zu ihrer Ausfüllung beizutragen oder anzuregen. Erschöpfende Abhandlung der chemischen Bestandhteile aber fällt in die Aufgabe der Chemie oder der pharmaceutischen Chemie.

Hiernach tritt die Aufgabe und Stellung der Pharmacognosie in bestimmtem Umrisse zu Tage, wenn neben den angedeuteten Fragen, die sie zu beantworten hat, auch die Grenzen gezogen werden, die sie nicht uberschreiten soll. So ist es zu verstehen, wenn oben in weniger scharfem Ausdrucke von einem „gewissen Grade" der Vollständigkeit die Rede war.

Die Pharmacognosie in dieser Weise aufgefasst und durchgeführt, wird auch der eingehenden Beachtung des wissenschaftlichen Mediciners werth sein. Die Heilmethoden setzen die Heilstoffe voraus, mehr als bisweilen angenommen wird!

Was aber ist Arzneistoff? Darüber eine Definition beibringen zu wollen, ist nutzlos; denn dieser Begriff ist ja in stetem Wechsel begriffen, nicht nur von Alters her im Laufe der Zeiten, im Flusse der wachsenden Erkenntniss, sondern auch von Land zu Land, ja von einer medicinischen Schule zur andern, von einer Pharmacopöe zur andern. Es gilt hier, gleichsam einen vermittelnden Standpunct einzunehmen, die bedeutungsvollen Stoffe alle herauszugreifen, welche innerhalb unseres Gesichtskreises wirklich gebraucht werden. Was bereits der Vergessenheit anheimgefallen ist oder doch nur noch sehr selten und namentlich nicht mehr von Seiten der wissenschaftlichen Medicin gebraucht wird, verdient auch unsere Aufmerksamkeit weniger als neue voraussichtlich zukunftsreiche Drogen. Doch ist hierbei vom pharmaceutischen Standpunkte aus immerhin zu beachten, dass sich an manche Stoffe noch ein erhebliches Interesse knüpfen kann, wenn sie auch direct weniger mehr medicinische Verwendung finden. Ueber Nux vomica, Flores Cinae, Radix Belladonnae wird beispielsweise ein wissenschaftlicher Pharmaceut befriedigend unterrichtet sein wollen, selbst wenn diese Rohstoffe noch weit mehr aus dem arzneilichen Gebrauche verbannt sein werden, als es jetzt schon der Fall ist. Je wichtiger Strychnin, Santonin, Atropin in medicinischer oder in forensischer Hinsicht werden, desto weniger darf auch die Kenntniss ihrer Abstammung vernachlässigt werden. Weder Pfeffer, noch Piperin oder Piperidin spielen in der heutigen Medicin eine Rolle, wohl aber bildete ersterer während Jahrhunderten das wichtigste aller Gewürze und behauptet heute noch als Genussmittel eine hervorragende Stelle im Welthandel.

Die Pharmacognosie würde ihre Aufgabe nicht allseitig erfüllen, wollte sie solchen Umständen nicht Rechnung tragen. Aehnliches liesse sich auch von Cacao, Thee, Caffee, Coca, Maté, erwagen.

Wichtige Arzneistoffe werden oft schärfer beleuchtet, wenn man sie mit andern an sich unbedeutenden vergleicht und auch hierin liegt eine Aufforderung und Rechtfertigung für die Pharmacognosie, ihr Gebiet bisweilen in anscheinend nicht consequenter Weise auszudehnen. So bieten die sogenannten falschen Chinarinden gegenwärtig nur untergeordnetes Interesse dar, aber die Betrachtung ihres Baues eignet sich trefflich zur Nachweisung der abweichenden Eigenthümlichkeit derjenigen Rinden, welche vorzugsweise das Chinin und die verwandten Alkaloide liefern.

In solcher Weise gibt es der Rücksichten genug, welche den Umfang der Pharmacognosie zu erweitern geeignet sind. Diesen Gründen lassen sich Fälle gegenüberstellen, wo anscheinend hierher gehörige Stoffe ausser Betrachtung bleiben dürfen. Dieses mag da eintreten, wo z. B. die Chemie allein schon im Stande ist, eine erschöpfende Schilderung zu gewahren. Bei Fetten, Wachsarten, ätherischen Oelen, Zuckerarten sind die rein chemischen Eigenschaften von so hervorragender Wichtigkeit, dass die Pharmacognosie nur ausnahmsweise Veranlassung finden kann, die Characteristik nach anderer Richtung hin zu vervollständigen.

Nur solche Dinge fallen in den Kreis pharmacognostischer Betrachtung, welche nicht durch eine einzelne Wissenschaft, für unsere Zwecke, genügend erforscht werden können. Mit Rücksicht auf manche Blätter, Blüthen, Samen, Früchte, könnte freilich eingewendet werden, dass die Botanik sie ausreichend zu schildern vermöge; es ist aber jeweilen leicht ersichtlich, dass das pharmaceutische Bedürfniss noch das Eingehen auf andere als rein botanische Beziehungen beanspruchen muss. Veränderungen beim Trocknen, chemische Eigenschaften, Handelsbeziehungen, geschichtliche Thatsachen sind in gleichem Grade wissenswerth und fordern die sichtende und ordnende Thätigkeit der Pharmacognosie heraus.

Freilich muss zugestanden werden, dass einige Willkür in der Abgrenzung und Behandlung des pharmacognostischen Lehrstoffes unvermeidlich ist. Wir haben es nicht mit einem scharf begrenzten Wissenszweige zu thun, sondern darin liegt eben das Wesen und wohl auch ein besonderer Reiz des Faches, dass es die Hülfsmittel verschiedener Disciplinen zu dem einen Zwecke gründlicher Kenntniss der Rohstoffe des Arzneischatzes oder sonst vom Standpunkte der Pharmacie aus wichtiger Pflanzentheile oder Producte verwerthet.

Behandlung des Stoffes.

Folgende Gesichtspunkte drängen sich in den meisten Fällen in den Vordergrund:

1) **Benennung der Stammpflanze** (oder des Thieres), wobei nicht selten auch Berücksichtigung der Synonymen unerlässlich ist, um Missverständnissen vorzubeugen. Wenn wir auch nicht weiter zurückblicken als zu Linné, so begegnen wir doch mitunter Pflanzen, welche seit dieser Zeit von verschiedenen Botanikern abweichend benannt worden sind. So z. B.

bezeichnet Hagenia abyssinica Willdenow (1790), Banksia abyssinica Bruce (1799), Brayera anthelminthica Kunth (1824) den gleichen Baum, der uns die Kosoblüthe liefert. Anderseits ist auch bisweilen der gleiche Name verschiedenen Pflanzen beigelegt worden. So verstand Linné unter Croton Cascarilla einen andern Strauch als Bennett und Croton Elutheria des letztern, welche die Cascarill-Rinde liefert, ist nicht das gleiche Bäumchen, wie das früher von Swartz unter demselben Namen gemeinte Aehnliches wäre auch von Cassia lanceolata anzuführen.

Von einigen wenigen Drogen sind die Stammpflanzen bis jetzt noch nicht ermittelt. Die Rharbarberpflanze ist endlich vor kurzem nach Paris, London und Kew gelangt, aber noch nicht erschöpfend beschrieben. Strychnos Ignatii Bergius (Ignatia amara L. fil.) ist eine durchaus mangelhaft gekannte Pflanze, obwohl ihre Samen neuerdings wieder reichlich nach Europa gebracht werden. Ebenso lückenhaft ist unser Wissen noch in Betreff der Sarsaparrillwurzeln, des Elemi, des Olibanum, gewisser Zimmtsorten, der Ratanhia aus Pará, der Asa foetida, des Galbanum, der Myrrha, der Benzoë, der Flores Cinae. Die Bekanntschaft mit Euryangium Sumbul Kauffmann, der Stammpflanze der jetzt allerdings nicht mehr officinellen Radix Sumbul aus Centralasien, verdanken wir erst dem Jahre 1871.*)

2. **Geographische Verbreitung** der für uns wichtigen Pflanzen in der Natur. So wenig dieser Gesichtspunkt in practischer Hinsicht von augenfalliger Bedeutung ist, so sehr verdient er bei wissenschaftlicher Behandlung des Faches Berücksichtigung. Nur dann wird das Bild einer pharmaceutisch wichtigen Pflanze wahrhaft befriedigen, wenn es auch zugleich über ihre Heimath oder uber die Ausdehnung ihrer Cultur belehrt. Die Quellen, woraus diese Kenntniss zu schöpfen ist, sind in erster Linie die Floren einzelner Länder, dann die neuern pflanzengeographischen Werke.**) Da manche officinelle Pflanzen zu den am längsten benutzten, uber grosse Erdräume verbreiteten oder doch allgemein bekannten gehören, so finden sie in jenen umfassenden Werken beiläufig Berücksichtigung. Vom engern pharmaceutischen Standpunkte aus hat man eine

---

*) Nouv. mém. de la Soc. imp. des naturalistes de Moscou XIII (1871) livr. 3, Pag. 253.

**) A. De Candolle, Géographie botanique raisonnée. 1855. — Grisebach. Die Vegetation der Erde nach ihrer klimatischen Anordnung 1872.

bildliche Darstellung der Vertheilung officineller Pflanzen über die Erde unternommen, indem man sie auf den Planiglob eintrug.*) Man gelangt so zu einem Ueberblicke der betreffenden Pflanzen, der aber begreiflicher Weise mit Pflanzengeographie nichts zu schaffen hat. Die Vertheilung oder richtiger die Auswahl dieser Pflanzen kann ja nur in so fern eine gesetzmässige sein, als sie von dem Gange der Culturgeschichte bedingt wird. Deswegen haben Indien, Persien und das Mittelmeer-Gebiet die überwiegende Zahl officineller Pflanzen aufzuweisen, Australien keine einzige, das ganze ungeheure arktische Gebiet nur etwa Polyporus officinalis und wenn man will Cetraria islandica. Ein fernerer Einwurf gegen die graphische Darstellung der Verbreitung officineller Pflanzen mag auch darin gefunden werden, dass die Productionsgegenden meist weit beschränkter sind als das pflanzengeographische Areal, weil so viele Drogen ihres geringen Verbrauches wegen im Grosshandel keine erhebliche Rolle spielen können. Cetraria islandia z. B. wird für den Drogenhandel auf den mitteleuropäischen Gebirgen und den Alpen, nicht im hohen Norden gesammelt.

3. **Cultur** officineller Pflanzen zu Heilzwecken oder auch zu vorwiegend industrieller Verwendung. Die Cinchonen Ostindiens, der Mohn in Kleinasien, Bengalen und Malwa, der in allen gemässigten und warmen Ländern gepflegte Tabak, der Theestrauch in Assam, die Pfefferminze in Michigan, der Zimmt, der Krapp, liefern unter andern Beispiele der Verpflanzung und des grossartigsten Anbaues solcher Nutzpflanzen, des Zuckerrohres und der Zuckerrube gar nicht zu gedenken. In weniger grossartiger Menge wird in Deutschland Althaea, Angelica, Fenchel, Kümmel, Anis angebaut, die beiden letztern noch mehr im mittlern Russland. Ferner sind zu nennen die Rosen in Kisanlik am Balkan und in Südengland, Lobelia in Nordamerika.

Beachtenswerthe Vorschläge, auch die Calumbapflanze, die Ipecacuanha und andere Stammpflanzen werthvoller Drogen in Cultur zu nehmen, sind erst noch in der Ausführung begriffen.

4. Feststellung der in Betracht kommenden Theile nach ihrer **organologischen Bedeutung.**

---

*) **Barber**, the pharmaceutical or medico-botanical map of the world. London 1868. — Dieselbe Karte bietet auch: **Fristedt**, Pharmacognostik Charta ofver jorden Upsala 1870.

5. **Beschreibung** der Droge selbst und ihrer Sorten nach äusseren Merkmalen; Geruch und Geschmack.

6. **Einsammlung** und **Zubereitung.** Der unten folgende Abschnitt über den flüssigen Zellinhalt soll andeuten, wie gross die Veränderungen sind, welche in den Pflanzen schon durch das Trocknen allein hervorgerufen werden. Offenbar sind dieselben bisher noch lange nicht genng gewürdigt worden.

7. **Handelsverhältnisse.** Eine sehr beschränkte Zahl der hier in Frage stehenden Arzneistoffe beansprucht eine Stelle im Welthandel und spielt darin eine bemerkenswerthe Rolle. Dahin gehört in erster Linie das Opium, aber allerdings fast nur derjenige Theil desselben, der nicht medicinische Verwendung findet; nämlich der ostindische. Pfeffer, Thee, Cacao, Tabak, Zucker, Maté, als Genussmittel zu den wichtigsten Waaren zählend, sind kaum als Drogen zu betrachten.

8. **Mikroskopischer Bau** der mit organischer Structur versehenen Drogen. Unter den übrigen, deren Aufbau nicht durch die zellenbildende Thätigkeit des Organismus, nicht nach morphologischen Gesetzen vor sich geht, fordern gleichwohl z. B. Aloë, Balsamum tolutanum, Benzoë, Elemi, Opium, Styrax, Terebinthina communis, mit Rücksicht auf krystallisirte Bestandtheile ebenfalls zu mikroskopischer Prüfung auf, wobei namentlich das polarisirte Licht wesentliche Dienste leistet. Die hier in Frage kommenden Krystalle treten nämlich vermöge ihrer Doppelbrechung unter dem Polarisationsmikroskop weit deutlicher entgegen als bei Betrachtung im gewöhnlichen Lichte.

9. **Chemische Bestandtheile.** Die Aufzählung und kurze Charakterisirung derselben gehört wesentlich in den Kreis der pharmacognostischen Aufgaben. Diese Erörterung hat sowohl die eigenthumlichen Stoffe der Drogen als auch die allgemeiner verbreiteten Pflanzenbestandtheile zu berücksichtigen. Die Ausmittelung und quantitative Bestimmung derselben ist zwar Aufgabe der Analyse, aber mit Hülfe der mikrochemischen Reagentien gelingt es, in dieser Hinsicht in kürzerer Zeit eine Reihe werthvoller Aufschlüsse über einzelne Stoffe zu erlangen. Namentlich belehrt dieses Verfahren in manchen Fällen über den Sitz einzelner Bestandtheile im Gewebe.

10. **Verwechslungen** und Verfälschungen würden sich in der Regel durch die vorausgegangene mikroskopische und chemische Prüfung herausstellen, bedürfen also meist nur kurzer Erwähnung.

11. Einige Andeutungen über die pharmaceutische **Verwendung**, bisweilen mit Hinweis auf die Wirkung.

12. Von besonderer Wichtigkeit wäre die auf alle diese vorausgeschickten Erörterungen zu gründende Festsetzung der richtigen **Einsammlungszeit** jeder Pflanze oder ihrer officinellen Theile. Denn nicht in jedem Zeitabschnitte der Lebensdauer einer Pflanze enthält sie die wirksamen Stoffe in gleicher Menge, ja bei manchen fehlen gewisse Bestandtheile periodisch ganz. Die Einsammlungszeit soll so gewählt werden, dass das Maximum der gesuchten Stoffe erlangt werde. Aber ganz abgesehen von der Unmöglichkeit, die Durchführung dieses Grundsatzes zu überwachen, muss auch zugestanden werden, dass die wissenschaftliche Einsicht in diese Verhältnisse noch allzu wenig vorgerückt ist.*) Bei Folia Digitalis, Fructus Conii, Tuber Colchici, Rhizoma Filicis, und einigen wenigen andern pflanzlichen Rohstoffen sind wir besser unterrichtet.

Digitalisblätter sind vor der Blüthezeit ärmer an wirksamen Bestandtheilen als nachher; Schroff hat (1870) gezeigt, dass Fructus Conii unmittelbar vor der Reife die grösste Menge Coniin enthält. Ebenso verdanken wir demselben den Nachweis, dass Tuber Colchici blos zur Blüthezeit kräftig wirkt. Rhizoma Filicis darf nach allen Erfahrungen nur im Spätsommer gesammelt werden. Auch das absolute Alter der betreffenden Theile kommt oft in Betracht. So ist zweijährige oder dreijahrige Radix Belladonnae reicher an Atropin als siebenjährige oder noch altere, was wohl hauptsächlich dadurch bedingt ist, dass dieses Alkaloïd vorzuglich der Rinde angehört, welche bei älterer Wurzel weniger in das Gewicht fallt als bei jüngerer; weniger schwankend scheint der Gehalt der Belladonnablätter zu sein.**)

Ein Seitenblick auf die Agriculturchemie lehrt übrigens, wie ausserordentlich vielgestaltig die Bedingungen der chemischen Thätigkeit in den Pflanzen sind und auf unserem Gebiete spricht namentlich die Chemie der Chinarinden, soweit sie bis jetzt gediehen ist, für die Schwierigkeit, ja Unmöglichkeit, in diesem Gebiete jetzt schon zu klarer Uebersicht zu gelangen. Von keinem andern Arzneistoffe liegen so ausserordentlich zahl-

---

*) An hierher gehörigen literarischen Versuchen fehlt es nicht: Engel, Influence des climats et de la culture, sur les propriétés médicales des plantes, Strasbourg 1860 — Marchand, Influence de la culture sur les végétaux employés en médecine. Toulouse 1861.

**) Lefort, Journ. de Pharm et de Clim. XV (1872) 268. 421.

reiche Analysen vor,*) die aber einstweilen der Zusammenfassung zu
einem gesetzmässigen Ausdrucke spotten.

Ein grundliches und systematisches Studium aller hier einschlagenden Verhältnisse wäre eine in mehrfacher Hinsicht lohnende Aufgabe fur
eine eigene mit reichen Hulfsmitteln ausgerüstete Universitäts-Anstalt,
wie sie leider immer noch in der pharmaceutischen Welt fehlt.

13. Die Kenntniss der Arzneistoffe bleibt unvollständig, wenn nicht
auch ihre **Geschichte** Berucksichtigung findet. Es ist zu erörtern, wann
und wo die erste Bekanntschaft mit der Stammpflanze auftauchte, festzu-
stellen, wann die Verwendung jedes einzelnen Stoffes als Heilmittel be-
gann, und seine Bedeutung im Welthandel zu verfolgen. Aus dem engsten
Gebiete der Pharmacie heraustretend dürfen wir auch wohl wichtige Beziehungen zur Landwirthschaft, zum Haushalte und zur Industrie in Kürze
andeuten, um der Rolle unserer Stoffe im Güterleben völlig bewusst zu werden.

Eine historische Darstellung der Pharmacognosie in diesem Sinne
fehlt noch; auf die bis jetzt zu Tage geforderten Vorarbeiten gestützt,
gewinnen wir nachstehenden Ueberblick, wenn wir unsere Musterung im
wesentlichen auf die in Pharmacopoea germanica verzeichneten Rohstoffe
des Pflanzen- und Thierreiches beschranken und nur da und dort daruber
hinausgreifen. Hierbei ist es allerdings nicht möglich, ohne ausfuhrlichere
Erörterung die fruheste Bekanntschaft und die erste Anwendung conse-
quent auseinander zu halten, daher dem ersteren Gesichtspuncte der Vor-
rang gebührt.

a) Die früheste Verwerthung von Producten der organischen Natur
zu Heilzwecken, so wie zu Rauchwerk weist auf jene Länder hin, wo sich
zuerst ein höheres geistiges Leben entfaltete. Die zahlreichen im Gebiete
der Sanskritsprache in ältester Zeit in Gebrauch genommenen derartigen Heilmittel und Gewürze schliessen allerdings nur eine sehr beschränkte Zahl solcher Drogen ein, die nachweisbar im höchsten Alterthum schon aus Indien nach dem Abendlande gelangten; in Betreff einiger
anderer mag freilich dieselbe Vermuthung wohl gegründet sein. Jenen
erstern reihen sich einige Stoffe an, welche, ohne in Indien selbst erzeugt
zu sein, Gegenstände des Handels waren, welcher Indien zunächst mit
Arabien, dann mit den Hebräern und Aegyptern in Verkehr brachte. Davon zeugen noch die alttestamentlichen Schriften. Diesen fernsten

---

*) Vergl. Fortschritte der Chinacultur, Neues Jahrb. fur Pharm. 36 (1871) 193.

Zeiten gehören an: Aloë, Cinnamomum, Crocus, Fructus Coriandri, Fructus Piperis, Gummi arabicum, Myrrha, Oleum Olivae, Olibanum, Rhizoma Zingiberis, Saccharum. Damals ganz ausserordentlich hoch gepriesene Drogen, welche seit langem bei uns vollständig verschollen sind, waren Radix Costi und das Aloëholz von Aquilaria Agallocha Roxb†). Das hohe Ansehen, in welchem gerade diese beiden aromatischen Substanzen zu jener Zeit bis in das XVIII. Jahrhundert standen, ist für uns kaum mehr verstandlich.

b) Die Jahrhunderte der Blüthezeit griechischer und römischer Gesittung vermehrten die Zahl der Arzneistoffe betrachtlich, sowohl mit solchen aus dem Mittelmeergebiete als auch mit noch einigen orientalischen. Darunter besonders: Amygdalae dulces, Bulbus Scillae, Cantharides, Caricae, Castoreum, Cortex Granati*), Euphorbium, Fructus Anis Fructus Cardamomi*), Fructus Foeniculi, Fungus Laricis, Gallae, Herba Sabinae, Mastix, Opium*), Piper longum, Radix Liquiritiae, Radix Rhei (?), Rhizoma Filicis, Rh. Iridis, Sandaraca, Scammonium, Semen Foenugraeci*), Sem. Lini, S. Sinapis, Succinum, Siliqua dulcis, Succus Liquiritiae, Terebinthina, Tragacantha. Viele spater medicinisch benutzte Pflanzen der italienischen Flora finden sich ausserdem bei den römischen Schriftstellern über Ackerbau und Naturgeschichte schon unzweideutig, oft sogar sehr ausfuhrlich erwähnt**).

Von den. durch diese ganze lange Periode fortdauernden Bezugen der unter *a*) erwähnten indischen Gewurze gibt eine Liste aus den Jahren 176 bls 180 nach Chr. Kunde, worin die dem römischen Zoll in Alexandria unterworfenen Waaren aufgefuhrt sind, welche vom rothen Meere her anlangten.

Sogar über die Preisverhältnisse einiger weniger Drogen in jener frühen Zeit sind wir durch Berichte von Plinius einigermassen unterrichtet; mehr noch durch Diocletian's „Edictum de pretiis rerum venalium" vom Jahre 301 nach Chr., welches zwar mehr den Nahrungsmitteln und andern der unentbehrlichsten Lebensbedurfnisse gilt als den Gewurzen und Heilstoffen.

c) Während des Verfalles der antiken Cultur ging die Pflege der Wissenschaften an die Araber uber, welche sich namentlich auch der

---

†) vergl. Archiv der Pharm. 201 (1872) 453 und 511: Die Frankfurter Liste.

*) Mit einigem Rechte auch schon unter a) zu rechnen.

**) Vergl. Meyer, Geschichte der Botanik, Bd. I. und II., Konigsberg 1854. 1855.

medicinischen Ueberlieferungen des Alterthums bemächtigten und durch ihre Weltstellung in der Lage waren, dieselben auch in anderer Richtung zumal durch erneute Beziehungen zu Indien aufzufrischen und zu erweitern. In kaufmännischer Hinsicht griffen dann im frühern Mittelalter schon die italienischen Handelsrepubliken, vor allen Venedig, als praktische Vermittler von Waarenbezügen ein. In wissenschaftlicher Hinsicht ist die Ueberlieferung der arabischen Heilkunde vornämlich der medicinischen Schule von Salerno zu danken. So brachte dieses Zeitalter dem Arzneischatze eine Anzahl neuer oder doch früher nur selten zugänglicher Arzneistoffe zu. Dahin gehören: Ammoniacum*), Asa foetida*), Benzoë, Campher, Caryophylli, Cinnamomum zeylanicum, Cortex Aurantiorum, Cortex Limonum, Cubebae (als Gewürz; erst seit 1813 als Heilstoff), Folia (oder wohl zuerst nur Siliquae) Sennae, Fructus Cocculi, Fructus Colocynthidis, Galbanum*), Herba Cannabis, Lignum Sandali, Macis, Moschus, Radix Rhei, Resina Draconis, Rhizoma Curcumae, Rh. Galangae, Rh. Zedoariae, Semen Myristicae, Semen Strychni, Styrax liquida, Tamarinda, Tuber Salep.

d) Im fernen Westen wurde um dieselbe Zeit von weltlicher und geistlicher Seite ebenfalls an die antiken Erinnerungen angeknupft. So veranlasste Karl der Grosse durch besondere Verordnungen vom Jahre 812 den Anbau einer Reihe altbekannter Nutz- und Arzneipflanzen diesseits der Alpen, woraus hervorgehoben werden mögen**): Althaea, Amygdalus, Anisum, Coriandrum, Cydonia, Foeniculum, Levisticum, Mentha, Petroselinum, Rosmarinus, Ruta, Sabina, Salvia, Sinapis.

Aus den Reihen der Geistlichkeit ist in gleicher Weise Isidor, im Anfange des VII. Jahrhunderts Erzbischof von Sevilla, zu nennen, der in seinen Schriften eine Menge Nutzpflanzen aufführte und den aromatischen Bäumen und Kräutern eigene, freilich nicht viel sagende Capitel widmete. In Deutschland bildeten die mächtigen Benedictinerklöster, wie z. B. St. Gallen und Fulda, Mittelpuncte geistiger Cultur, welche ebenfalls botanisch-medicinische Kenntnisse wenigstens erhielten und verbreiteten, wenn auch nicht vermehrten. Weit gehaltreicher als alle diese Schriften ist in pharmacognostischer Hinsicht das merkwürdige Werk: „Subtili-

---

*) Vielleicht schon unter b fallend, wenn nicht gar unter a.

**) Das vollstandige Verzeichniss bei Pertz, Monumenta Germaniae historica, legum Tom. I. (1835) 186, und daraus auch in Meyer, Geschichte der Botanik, III. 401.

tatum diversarum naturarum creaturarum libri novem"*), um das Jahr 1178 verfasst vermuthlich von der heiligen Hildegard, Aebtissin des Klosters auf dem Ruprechtsberge bei Bingen am Rhein. Durch Aufzählung einer Menge einheimischer Pflanzen, denen bisweilen irgend ein bezeichnender Zug, oft auch der deutsche Name beigefügt ist, erweist sich Hildegards Buch als echt deutsches Product.

Selbst die Kreuzzüge mussten nothwendig zur Kenntniss und Verbreitung einzelner Arzneistoffe in unsern Gegenden beitragen. Viele Chronisten dieser Zeit, welche Palaestina besuchten, schilderten z. B. das Zuckerrohr und den Zucker mit grosser Anschaulichkeit. Seit jenen Fahrten erst wurde der letztere regelmässiger Gegenstand zunächst hauptsächlich des venetianischen Handels.

Den eigentlich bestimmenden Einfluss auf die Medicin und Pharmacie des Mittelalters müssen wir aber unbedingt der medicinischen Schule zu Salerno zugestehen; ihre volle Wirksamkeit erstreckte sich von der zweiten Hälfte des XI. Jahrhunderts bis zum Beginne der Neuzeit nach der Entdeckung Americas. Die Schule selbst dauerte zwar dem Namen nach noch länger, bis zum Jahre 1811, fort. Die Schriften der hervorragendsten Salernitaner, namentlich des Constantinus Africanus, Nicolaus Praepositus, Platearius, Arnaldus de Villanova und besonders das Regimen sanitatis Salernitanum wollen berücksichtigt sein, wenn es sich um das Verständniss der mittelalterlichen Heilmittellehre handelt. Eine sehr reichhaltige Aufzählung der Simplicia jener Zeit gibt eine von Renzi**) unter dem Namen Alphita veröffentlichte Liste.

e) Das spätere europäische Mittelalter förderte wenig neue Stoffe zu Tage; höchstens sind hervorzuheben Manna calabrina, Aqua Rosae, Flores Cinae †), Rhizoma Calami †), Semen Paradisi.

f) Das Zeitalter der grossen Entdeckungen konnte der schon so lange ausgebeuteten Pflanzenwelt Asiens vorerst keine grössere Zahl von neuen wichtigen Drogen abgewinnen; die Auffindung des Seeweges um das Cap hatte aber eine weit reichlichere Zufuhr altbekannter derartiger Waaren zur Folge. Ferner erhielt jetzt die wissenschaftliche Welt endlich auch genauere Nachrichten über diese berühmten Producte Indiens.

---

*) Ausgabe von Daremberg in Migne's Patrologiae cursus completus, Band 197, (Paris 1855) Pag. 1117.

**) Salvatore de Renzi, Collectio Salernitana. III. (Napoli 1852) 271.

†) Vielleicht schon fruher benutzt.

Diese Belehrung ist in erster Linie einem 30 Jahre lang in Vorderindien ansässigen portugiesischen Arzte, Garçia d'Orta (Garcias ab Horto), zu verdanken. Seine 1563 zuerst erschienenen Gespräche über indische Drogen bilden einen höchst wohlthuenden Gegensatz zu den meist verworrenen und allzu kurzen Andeutungen der Araber und Marco Polo's, dessen Berichte sonst so werthvoll sind.

Der Entdeckung und Besiedelung Americas ist hingegen eine Anzahl von Stoffen zu verdanken, welche bei den dortigen Culturvölkern schon in Gebrauch standen und nun bald ihren Weg nach Spanien, Portugal und dem übrigen Europa fanden. Die Schriftsteller jener beiden Lander, welche sich mit den Naturproducten der Neuen Welt befassten, widmeten jetzt auch den medicinisch nutzbaren eingehendere Schilderungen als je zuvor der Fall gewesen. Eine für jene Zeiten sehr bemerkenswerthe monographische Schrift uber Lignum Guaiaci stammt sogar, in ausgezeichnetem Latein verfasst, aus der Feder eines hervorragenden Deutschen, des Ritters Ulrich von Hutten*). Ein anderer Deutscher, Marcgraf, förderte (1636 bis 1641) im Vereine mit dem Holländer Piso die Kenntniss brasilianischer Heilpflanzen.

So lieferte America nach und nach: Balsamum Copaivae, Bals. peruvianum, Bals. tolutanum, Cascarilla, China, Elemi, Folia Nicotianae, Fructus Capsici, Fr. Pimentae (Amomi), Fr. Sabadillae, Fr. Vanillae, Lignum campechianum, Lign. Fernambuci, L. Guaiaci, L. Quassiae, L. Sassafras, Radix Ipecacuanhae, Rad. Sarsaparrillae, R. Senegae, R. Serpentariae, Resina Guaiaci, Semen Cacao, Tuber Jalapae.

g) Das Wiedererwachen der Wissenschaften im Anfange der Neuzeit fuhrte auch die allmälige Begründung der wissenschaftlichen Botanik und die medicinische Verwendung einer Menge mitteleuropäischer Pflanzen herbei, denen sich einige wenige Drogen anderer Erdtheile anschliessen lassen, welche jetzt erst nach Europa gelangten. Aus der langen Reihe der hier eigentlich aufzuzählenden Pflanzen und Stoffe mögen herausgegriffen werden: Catechu, Cortex Frangulae, Flores Ar-

---

*) Vlrichi de Hutten Eq. de Gvaiaci medicina et morbo gallico hber vnus. 4⁰. 26 cap., ohne Seitenzahlen. — Die erste der zahlreichen Ausgaben, 1519 in Scheffers Hause zu Mainz gedruckt, tragt am Schlusse des Verf. Bild in Holzschnitt. — Diese Schrift contrastirt durch die Genauigkeit und Anschaulichkeit ihrer Angaben mit den meisten gleichzeitigen Schilderungen neuer Arzneistoffe; Hutten beschreibt den Habitus des Baumes, das Holz, die Rinde, das Harz, hierauf erst die Anwendungen.

nicae, Flores Chamomillae, Folia Aconiti, Fol. Digitalis, F. Lauro-Cerasi, F. Menthae piperitae, F. Toxicodendri, F. Uvae ursi, Herba Chenopodii ambrosioidis, Herba Cochleariae, H. Conii, H. Hyoscyami, H. Lobeliae, Fructus Anisi stellati, Gummi-resina Gutti, Kino, Lactucarium, Lichen islandicus, Lycopodium, Oleum Cajeput, Ol. Rosae und andere destillirte Oele mehr, Radix Calumbae, Rhizoma Caricis, Rhiz. Filicis*), Saccharum lactis, Secale cornutum, Tuber Chinae, T. Colchici.

h) Der denkbar grösste Umschwung auf diesem Gebiete wurde unbewusst 1817 durch Sertürner's Auffindung des ersten Alkaloids, des Morphins, angebahnt. Die chemische Forschung des XIX. Jahrhunderts spricht seit dieser glänzenden Entdeckung fortan das gewichtigste Wort und aus dem oben (pag. 1) angedeuteten Grunde gelingt es in der Gegenwart seltener mehr einer Pflanze, sich eine dauernde und ansehnliche Bedeutung im Arzneischatze zu erringen. Als Bereicherungen des letztern aus den letzten 7 Jahrzehnten sind etwa zu nennen: Carrageen, Cort. Granati*) Flores Koso, Folia Coca, Guaraná, Gutta Percha, Herba Galeopsidis, H. Matico, Laminaria, Lupulin, Radix Scammoniae, Secale cornutum**), Semen Calabor, S. Colchici, Tuber Aconiti. Die sehr ungleiche, zum Theil hochst geringe Bedeutung dieser Drogen springt in die Augen. Als Beispiele in neuester Zeit aufgetauchter und von der Wissenschaft alsbald verurtheilter Drogen mögen erwähnt werden Lignum Anacalmito von Cordia Boissieri DC, einem mexicanischen Strauche, und Cortex Condurango von Gonolobus Condurango Triana, einer Asclepiadee Venezuelas. — Auch die eifrigen Bemühungen der eclectischen Schule der nordamericanischen Medicin zur Einfuhrung neuer vegetabilischer Stoffe aus ihrer Flora sind arm an Erfolg geblieben.

Pharmacognostische Systeme.

Die Mehrzahl der Arzneistoffe wird selbst bei eingehendster Behandlung nur in einigen der eben aufgezählten 13 Puncte bedeutsam erscheinen, in Betreff anderer oft gar nichts bemerkenswerthes aufzuweisen haben. Weniger wichtig als die zweckmässige Ausfüllung dieses Rahmens im einzelnen erscheint die Reihenfolge, in welche die Stoffe gebracht werden. Man hat dieselben in mehr oder weniger kunstvoller Weise in eigene pharmacognostische Systeme gruppirt, indem man entweder zu

---

*) Zwar schon dem Alterthum bekannt, aber im Laufe des Mittelalters weniger beachtet gewesen.

**) Schon im XVI. Jahrhundert benutzt, spater wieder vergessen.

Grunde legte die organologische Bedeutung oder mehr die Arzneiwirkung und die hervorragendsten chemischen Bestandtheile, oder aber allen diesen Richtungen zugleich entnommene Eintheilungsgründe. Im Gegensatze hierzu eignet sich auch für die Arzneistoffe vegetabilischen Ursprunges die Anlehnung an die von den Botanikern aufgestellten natürlichen Pflanzenfamilien. Die Benutzung eines auf diese gegründeten Systems empfiehlt sich schon deshalb, weil die Kenntniss der Pflanzenfamilien allgemein vorausgesetzt werden darf; sie lässt keinen Zweifel über die jeder Droge gebührende Stelle und gestattet nicht die Trennung der Theile oder Producte, welche eine und dieselbe Pflanze liefert. Diese Vorzüge sind grösser als der Nachtheil, welcher darin erblickt werden mag, dass sich bei dieser Anordnung Dinge nahe gerückt finden, welche weder morphologisch noch in Betreff der Heilwirkung irgend zusammengehören.

Hülfsmittel.

Die angedeutete vielseitige Behandlung der Arzneistoffe setzt die Herbeiziehung entsprechender Hülfsmittel voraus. Zunächst die erforderlichen Vorkenntnisse aus der Botanik, Zoologie, der Chemie, so wie Vertrautheit mit der Handhabung des Mikroskops. An diese allgemeinen Kenntnisse und den Besitz der angedeuteten Fertigkeiten knupft die pharmacognostische Darstellung überall an, so gut wie an die Praxis der Pharmacie selbst. Die vorliegende Schrift hat in ihren Plan weder die Pflanzenchemie noch eine Anleitung zur mikroskopischen Beobachtung aufgenommen und verweist in dieser Hinsicht auf die betreffenden hiernach unter B. aufgezählten literarischen Hulfsmittel. Ohne diese letztern irgend zu unterschätzen, möge nachdrücklichst die mundliche praktische Einfuhrung in die Methoden mikroskopischer Untersuchung empfohlen werden. Dazu gibt es heutzutage leicht Gelegenheit und in wenigen Fächern angewandter Naturwissenschaft erweist sich praktische Anleitung wenigstens fur die hier in Frage kommenden Zwecke erspriesslicher. Wer hier frisch angreift, wird sich bald zu eifriger Arbeit angespornt fuhlen. — Zu den höchsten Erwartungen auch in dieser Richtung musste freilich erst eine der Andeutung auf Seite 10 oben entsprechende Anstalt berechtigen.

Als fachwissenschaftliche Hulfsmittel im engern Sinne kommen ferner in Betracht:

A. Sammlungen

1) von Drogen selbst. Die Apotheken stellen schon bis zu einem gewissen Grade solche Sammlungen dar; vollständigere, dem wissen-

schaftlichen Gebrauche gewidmete finden sich an manchen höhern Lehranstalten, besonders den eigens der Pharmacie dienenden. Die lehrreichste und weitaus grossartigste Sammlung von arzneilichen Rohstoffen aus dem Pflanzenreiche enthält jedoch das Museum of economic Botany im botanischen Garten von Kew bei London. Ausschliesslich der Pharmacie im weitesten Sinne gewidmet sind die Sammlungen der Pharmaceutical Society of Great Britain in ihrem eigenen Gebäude zu London. In ähnlicher Weise verfolgen die rasch zunehmenden Sammlungen des Allgemeinen österreichischen Apotheker-Vereines in Wien und diejenigen der Ecole de Pharmacie in Paris die gleichen Zwecke. Neben diesen hervorragendsten Sammlungen liessen sich noch reichhaltige Cabinete mancher deutscher und anderer Hochschulen, auch der im Aufblühen begriffenen „Colleges of Pharmacy" in Nordamerika nennen. Kleinere käufliche Sammlungen von Arzneistoffen empfehlen sich sehr wohl zur Einführung in dieses Studium.

Allein auch unter den bedeutendsten der genannten öffentlichen Sammlungen entspricht noch keine in vollem Umfange den idealen Anforderungen, welche an eine derartige Anstalt zu stellen wären. Soll daraus eine wirksame Anregung hervorgehen, so müsste sie gleichzeitig die umfassendste Anschauung der chemischen Bestandtheile jeder Droge gewähren. Hand in Hand mit diesen Leistungen der Anstalt müsste von derselben auch die planmässige Vervollständigung der bezüglichen chemischen Kenntnisse ausgehen. Daran würde sich naturgemäss eine ähnlich auszustattende Versuchsanstalt pharmacologischer Art reihen. Mehrere pharmaceutische Lehranstalten (z. B. Dorpat, Wien, Jena, Paris) haben höchst achtungswerthe Leistungen in dieser Richtung aufzuweisen, aber eine ganz eigene zeitgemäss ausgestattete pharmacognostische Anstalt ist noch nirgends ins Leben gerufen, obwohl ihre Wichtigkeit so gut einleuchtet wie die der zahlreichen so ausgezeichnet arbeitenden analogen Anstalten auf landwirthschaftlich-chemischem Gebiete.

2. Sammlungen von Pflanzen, welche entweder selbst officinell sind oder arzneiliche Rohstoffe liefern oder nur das Material zu Praeparaten abgeben. Die botanischen Gärten bieten solche Pflanzen lebend dar, in höchst ausgezeichneter Auswahl und Anordnung z. B. diejenigen von Breslau und von Kew.

Manche pharmaceutisch wichtige Pflanzen sind bis jetzt noch schwer oder gar nicht zu erlangen oder doch nicht leicht lebend zu erhalten, so dass ihre Kenntniss nur aus den Herbarien oder aus beschreibenden und bildlichen Darstellungen geschöpft werden kann.

Sehr schöne käufliche Sammlungen getrockneter Arzneipflanzen liefert Dr. R. F. Hohenacker in Kirchheim u. T. (Würtemberg) unter dem Namen: Herbarium normale plantarum officinalium et mercatoriarum.

3. Bei der hervorragenden Wichtigkeit, welche der Kenntniss des inneren Baues vieler Arzneistoffe eingeräumt werden muss, tritt der zur Herstellung der mikroskopischen Praeparate erforderliche Zeitaufwand störend in den Weg. Es ist aber so lehrreich, denselben zu betreten, dass nur für den Nothfall oder zur Ergänzung eigener Arbeit die Anschaffung käuflicher mikroskopischer Praeparate wahren Nutzen bringen wird. Freilich werden dieselben jetzt in ungemein einladender Vollendung geboten.

B. Hülfsmittel der Literatur.

Das nachstehende Verzeichniss enthält eine Auswahl von Werken, welche schon bedeutenden Anforderungen entsprechen dürfte, strebt aber keine Vollständigkeit an.

I. *Medicinisch-pharmaceutische Botanik.* Von beschreibenden Werken vorzüglich:

Kosteletzky. Allgemeine medicinisch-pharmaceutische Flora. 3 Bde. Prag 1831 bis 1834 (jetzt Verlag von Hoff, Mannheim).

Geiger, Nees von Esenbeck und Dierbach. Pharmaceutische Botanik. 3 Bde., Heidelberg 1839 bis 1843.

Bischoff. Medicinisch-pharmaceutische Botanik. Erlangen 1847.

Diese in ihrer Art heute noch ihrer Vollständigkeit und Genauigkeit wegen vorzüglichen Schriften sind keineswegs entbehrlich geworden durch

Berg. Pharmaceutische Botanik. 5. Auflage, Berlin 1866.

Ein auf der Höhe der Zeit stehendes und umfassendes Buch über pharmaceutisch-medicinische Botanik darf als ein Bedürfniss bezeichnet werden.

Die folgenden Werke geben neben den Beschreibungen auch Abbildungen von officinellen Pflanzen:

Nees von Esenbeck. Plantae medicinales. Düsseldorf 1828—1833. 4 Bde. Folio, 544 Tafeln.

Hayne. Darstellung und Beschreibung der Arzneigewächse. Berlin 1805 bis 1843. 14 Bde. Quart.

Berg und Schmidt. Darstellung und Beschreibung sämmtlicher in der Pharm. borussica aufgeführten offizinellen Gewächse. Leipzig (Berlin) 1854—1863. 208 Taf. Quart.

II. *Medicinisch-pharmaceutische Zoologie.*

Brandt und Ratzeburg. Medicinische Zoologie. Berlin 1829 bis 1833. 3 Bde., Quart, mit 60 Kupfertafeln.

Martiny. Naturgeschichte der für die Heilkunde wichtigen Thiere. Giessen 1854. 30 Tafeln.

Moquin-Tandon. Eléments de zoologie médicale. Paris 1860. 122 fig.

III. *Gebrauch des Mikroskops.*

Nägeli und Schwendener. Das Mikroskop. Leipzig 1867.

Dippel. Das Mikroskop und seine Anwendung. 2 Bände. Braunschweig, 1867 bis 1872.

Hager. Das Mikroskop und seine Anwendung. 3. Aufl. Mit 150 Holzschnitten. Berlin 1870.

IV. *Chemie.*

Husemann. Die Pflanzenstoffe. Berlin 1871. — Dieses in chemischer Hinsicht sehr vollständige Buch umfasst auch die Wirkungen der Pflanzenbestandtheile.

V. *Abbildungen von Drogen.* Bildliche Darstellungen von Drogen in gewöhnlichem Sinne werden besser durch Sammlungen (siehe oben A. 1) ersetzt, höchstens mit Ausnahme der Chinarinden, bei denen die Vergleichung mit Abbildungen nothwendig wird, wenn nicht eine zuverlässige Sammlung zu Gebote steht. Dergleichen Abbildungen der Chinarinden in vorzüglicher Schönheit bieten dar:

Weddell. Histoire naturelle des Quinquinas. Paris 1849. Folio. Die Tafeln 28. 29. 30.

Delondre et Bouchardat. Quinologie. Paris 1854. Quart. 23 Tafeln.

VI. *Bildliche Darstellung des innern Baues.*

Die mit organischer Structur versehenen Drogen wurden in dieser Hinsicht zuerst vorgeführt durch

Oudemans. Aanteekeningen op de Pharmacopoea Neerlandica. Rotterdam 1854—1856, mit 37 Tafeln. — Dieses längst vergriffene Werk ist mehr als ersetzt durch

Berg, Anatomischer Atlas zur pharm. Waarenkunde. Berlin 1864. 50 Tafeln. Quart.

Vogl, Nahrungs- und Genussmittel aus dem Pflanzenreiche. Anleitung

zum Erkennen der Nahrungsmittel, Genussmittel und Gewürze mit
Hilfe des Mikroskops. Wien 1872. 138 Seiten und 116 Holzschnitte.

VII. *Eigentliche pharmacognostische Lehrbücher und Handbücher.*

Wigand. Lehrbuch der Pharmacognosie. Berlin 1863. Mit 141 Holzschnitten.

Wiggers. Handbuch der Pharmacognosie. 5. Aufl. Göttingen 1864.

Flückiger. Pharmacognosie des Pflanzenreiches. Berlin 1867.

Schroff. Lehrbuch der Pharmacognosie mit besonderer Berücksichtigung der österreichischen Pharmacopöe. 2. Aufl. Wien 1869.

Berg. Pharmazeutische Waarenkunde. 4. Aufl. Berlin 1869.

Vogl. Commentar zur österreichischen Pharmacopoe. Bd. I. Arzneikörper aus den drei Naturreichen. Wien 1869.

Pereira (Bentley und Redwood) Manual of Materia medica and Therapeutics. London 1872.

Royle and Headland. Manual of Materia medica and Therapeutics.
5th edition, London 1870.

Guibourt. Histoire des drogues simples. 6me édition, par G. Plan-
chon. 4 tomes. Paris 1869.

Oudemans. Handleiding tot de Pharmacognosie van het Planten-en
Dierenrijk. Haarlem 1865.

VIII. Ein die *Geschichte der Pharmacognosie* erschöpfendes, auf aus-
reichendem Quellenstudium ruhendes Buch fehlt noch. Aus dem
Kreise der deutschen Literatur sind jedoch in dieser Hinsicht höchst
beachtenswerth:

Meyer, Geschichte der Botanik. 4 Bände. Königsberg 1854 bis 1857.
— Dieses Werk ist zwar unvollendet geblieben, indem es nur bis
zum letzten Viertel des XVI. Jahrhunderts reicht, umfasst aber
doch die für die Geschichte der Pharmacognosie in mancher Hinsicht interessantesten Zeitalter.

Jessen, Botanik der Gegenwart und Vorzeit in culturhistorischer Hinsicht, Leipzig 1864, ergänzt das zuletzt genannte Werk und enthält trotz seiner Kürze (495 Seiten) eine reiche Fülle gediegener
Belehrung, obwohl die Pharmacognosie nicht eigentlich in den
Rahmen dieses Buches fällt.

IX. Dass in den verschiedenen Fachzeitschriften und in Mono-
graphien werthvolle Hülfsmittel zum Studium der Pharmacognosie
enthalten sind, bedarf kaum der Erwähnung. Nicht minder wichtig

sind die Jahresberichte, welche diese Leistungen zusammenfassen. So in der deutschen Literatur schon seit 1841 derjenige von Wiggers und Husemann, in England das von der British Pharmaceutical Conference von 1870 an herausgegebene Yearbook of Pharmacy, in Amerika der in den Verhandlungen des nordamerikanischen Apothekervereins alljährlich seit 1857 erscheinende Report on the Progress of Pharmacy.

Arzneistoffe des Pflanzenreiches nach ihrer morphologischen Bedeutung.

Es ist eine in der Natur der Sache liegende und deshalb keiner Rechtfertigung bedürfende Inconsequenz, dass dieser Abschnitt wie die meisten folgenden nur der botanischen Seite der Aufgabe, mit Ausschluss der zoologischen, gewidmet ist.

Die wenigen officinellen Algen, Flechten und Pilze bieten im Carrageen, in Lichen islandicus, im Fungus Laricis und dem Secale cornutum Beispiele von ganzen Pflanzen, welche zum Arzneigebrauche dienen; die übrigen Drogen bestehen aus Theilen ihrer Stammpflanzen. Unter den unterirdischen oder doch halbunterirdischen Organen, welche in das Bereich der Pharmacie fallen, sind nachfolgende zu unterscheiden, indem wir den ältern Sprachgebrauch aufgeben, welcher alle diese Theile als Wurzeln bezeichnete:

1. **Wurzeln, Radices.** Wir beschränken diesen Ausdruck auf die mit einer Wurzelhaube versehenen Axen, welchen das Vermögen der Blatterzeugung und meist auch der Chlorophyllgehalt abgeht. Die Wurzelhaube ist ein zartes, wenig umfangreiches Gewebe am fortwachsenden Ende (Scheitel) der Wurzel. Die Zellen der Wurzelhaube vermehren sich durch Theilung, bleiben aber gleichförmig; erst weiter rückwärts, innerhalb der Haube, erreicht man die Stelle, wo die Anlage der verschiedenen Gewebesysteme beginnt.

Die Wurzeln werden als Hauptwurzeln bezeichnet, wenn sie die unmittelbare (unterirdische) Fortsetzung der Stengelbasis darstellen; häufig theilt sich die Hauptwurzel in Wurzeläste oder Wurzelzweige, auch Wurzelzasern genannt, wenn sie sehr dünn sind. Beispiele von Hauptwurzeln geben Radix Rhei und R. Taraxaci ab; ausgezeichnete Wurzeläste besitzt R. Ratanhiae, Wurzelzasern R. Angelicae.

Nebenwurzeln heissen die seitlich aus Stengeltheilen entspringenden Wurzeln, welche im ganzen weit häufiger vorkommen, als die Hauptwurzeln, daher einfach als Wurzeln bezeichnet werden mögen in denjenigen Fällen, wo der Gegensatz zwischen Haupt- und Nebenwurzeln nicht ausgeprägt ist, wie etwa bei Rad. Angelicae.

Den Nebenwurzeln reihen sich die **Ausläufer, Stolones** an, welche an der Bodenoberfläche oder doch in geringer Tiefe von der Wurzel oder der Stengelbasis abgehen und sich horizontal oft zu beträchtlicher Länge entwickeln. Sie besitzen wenigstens der Anlage nach Niederblätter, führen Chlorophyll und enthalten deutlich abgegrenztes Mark. In oft beträchtlicher Entfernung von der Ursprungsstelle sind die Ausläufer im Stande, Wurzeln und Laubsprosse zu treiben; wird hierauf ihr Zusammenhang mit der Mutterpflanze gelöst, so stellen sie neue Individuen dar. Radix Glycyrrhizae und R. Saponariae bestehen zum guten Theil aus Ausläufern.

Im Handel findet bei einigen Wurzeln (und Wurzelstöcken) eine theilweise Beseitigung der Rinde statt, welche bei den betreffenden Drogen, z. B. Rad. Althaeae, Rad Glycyrrhizae, Rhizoma Calami zu beurtheilen ist.

2. **Wurzelstöcke, Rhizomata.** Halb oder ganz unter der Oberfläche wachsende ausdauernde Stengel oder Zweige von Gefässkryptogamen und Phanerogamen, welche mit Blattansätzen, Ueberbleibseln von Blattscheiden oder Blattnarben versehen sind und Nebenwurzeln aussenden. Wir behalten den Namen Rhizoma auch für diejenigen Fälle bei, wo die Wurzeln (Nebenwurzeln) mitgesammelt werden, ja sogar vorwiegen, wie bei Rhizoma Valerianae.

Die in der Natur so bestimmt ausgesprochene Eigenthümlichkeit des Wurzelstockes und der Zwiebel im Gegensatze zur Wurzel ist schon·von dem griechischen Naturforscher Theophrastos (371 bis 286 v. Christ.) hervorgehoben worden.*)

3. **Knollen, Tubera.** Unterirdische Stengeltheile oder Verzweigungen der Wurzel von Phanerogamen (eigentlich nur Angiospermen), welche so verdickt sind, dass ihr Durchmesser der Längenentwickelung nahe kommt oder sie übertrifft. Dieses Dickenwachsthum steht im Zusammenhange mit der periodischen Anhäufung von Baustoffen, besonders Amylum, so

---

*) Vergl. Jessen, Botanik der Gegenwart und Vorzeit. 26.

dass die hierher gehörigen Wurzelgebilde geradezu als **Reservestoff-behälter** zu bezeichnen sind. Sie bieten eine fleischige, nach dem Trocknen mehlige, nicht holzige Textur dar, so z. B. Tuber Aconiti, T. Jalapae, T. Salep. Tuber Chinae weicht durch oft sehr beträchtliche Länge und stark entwickelte Gefässbündel (Fibrovasalstränge) ab.

4. **Zwiebeln, Bulbi.** Fleischig verdickte, zur vorübergehenden Aufspeicherung von Amylum und andern Vorrathsstoffen dienende Blätter oder Blattheile, welche, nach Art der Knospen schalig um eine sehr verkürzte bewurzelte Axe zusammenschliessend, über dem Boden stehen, halb oder ganz darin eingesenkt sind. Die einzige noch officinelle Zwiebel ist Bulbus Scillae. — Es ist nicht zu verkennen, dass in der Anhäufung von Reservestoffen den betreffenden Pflanzen ein den klimatischen Bedingungen entsprechendes Hülfsmittel gegeben ist, welches sie befähigt, ihre volle Entwickelung in der kürzesten Zeit während der günstigen Periode des Jahres zu erreichen.

Unter den **oberirdischen Theilen oder Organen** sind hervorzuheben:

5. **Stengel, Stipites.** Schwächere, nämlich nur zweijährige oder dreijährige oberirdische Axen von Dicotylen (Coniferen kommen hier nicht in Betracht), welche mit Epidermis oder Kork bedeckt und chlorophyllhaltig sind. Das einzige hierher gehörige Beispiel bietet Stipes Dulcamarae dar.

6. **Hölzer, Ligna.** Das innerhalb des Cambiumringes liegende Gewebe von oberirdischen Axen oder von Wurzeln, welches, mit Ausnahme der Markstrahlen, durch ansehnliche Verdickung der Zellwände (Verholzung) beträchtliche Festigkeit erlangt hat. Nur vieljähriges Holz von Gymnospermen sowohl als von dicotyledonischen Angiospermen dient zu Heilzwecken und zwar mit oder ohne Rinde, mitunter auch wohl ganz oder theilweise befreit von den äussersten jüngsten Schichten, dem sogenannten Splint, Alburnum.

Mit der Rinde häufig noch versehenes Holz finden wir bei Lignum Quassiae und L. Sassafras, fast immer davon befreit sind L. Juniperi und L. Guaiaci.

Die Farbhölzer L. Campechianum und L. Fernambuci gelangen von dem ungefärbten Splinte befreit, in den Handel; auch bei L. Guaiaci ist der werthvolle Bestandtheil, das Harz, auf das Kernholz beschränkt, obwohl der Splint nicht immer beseitigt ist.

7. **Rinden, Cortices,** sind nur von Dicotylen officinell. In ihrer ersten

Anlage besteht hier die Rinde aus einem vorherrschend parenchymatischen Gewebe, Derma oder primäre Rinde, welches von der Epidermis bedeckt ist. Doch werden nur mehrjährige Rinden in Gebrauch gezogen, wo die Epidermis durch Kork ersetzt ist. Wo derselbe in lebhaftem Wachsthum begriffen eine zusammenhängende Schicht darstellt, heisst er Periderm, Aussenrinde, Exophloeum.

Bei weiterer Entwickelung der hier in Betracht kommenden oberirdischen Axen oder Wurzeln tritt aber durch die Thätigkeit des Cambiums sehr bald ein nachträgliches Wachsthum der zuerst angelegten Rinde ein. Innerhalb der primären Rinde entwickelt sich die secundäre Rinde, Bastschicht, Innenrinde, Liber oder Endophloeum, welche sich sehr häufig scharf von der erstern unterscheidet. Die Rinde bietet dann eine später oft sehr zurücktretende mittlere Schicht, die Mittelrinde, Mesophloeum, den Rest der primären Rinde, dar.

Wenn aber die Korkbildung nicht auf die Peripherie beschränkt bleibt, sondern sich im Innern des Rindengewebes wiederholt, so kann die Mittelrinde durch Korkbänder ganz abgeschnitten und abgeworfen werden. Dieser Vorgang, die Borkenbildung, Rhytidoma, kann sich auch auf die Bastschicht erstrecken. Werden durch künstliche Schälung auch die Borkeschuppen selbst beseitigt, so besteht schliesslich eine solche Rinde nur noch aus der Bastschicht, wie z. B. die Calisaya-China.

Die Mittelrinde und noch deutlicher die Bastschicht ist von Markstrahlen durchschnitten, deren breitere oder geringere Entwickelung auf dem Querschnitte und Längsschnitte häufig schon ohne Vergrösserung deutlich wahrnehmbar ist. Der Bruch der Rinden, ein häufig sehr brauchbares Merkmal, ist dagegen hauptsächlich bedingt durch die Längenentwickelung der Stränge in der secundären Rinde (Bastbündel), durch den Grad der Verdickung (Verholzung) und durch die Art der Vereinigung ihrer prosenchymatischen (röhrenförmigen) Zellen*).

Sehr langen weichen in einander verschlungenen Baststrängen verdankt Cortex Mezerei die ausgezeichnet faserige Beschaffenheit; ebenso die Rinde der Radix Althaeae. Die Chinarinden sind mürbe, weil ihre stark verdickten Baströhren nur kurz und gewöhnlich ganz vereinzelt bleiben. Die

---

*) Weiter zu vergleichen: Hanstein, Untersuchungen über den Bau und die Entwickelung der Baumrinde. Berlin 1853. 108 Seiten und 8 Tafeln.

Oberfläche des Ceylon-Zimmts lässt leicht die langen wellenförmig verlaufenden, sich da und dort kreuzenden Bastbündel erkennen.

Eine missbräuchliche Anwendung der Bezeichnung Cortex findet ihre Rechtfertigung bei der Besprechung der Früchte.

8. **Kräuter, Herbae.** Die beblätterten Enden (Spitzen) der Phanerogamen, welche ausser den Blättern und zarteren Stengeltheilen auch wohl einzelne Blüthen und Früchte oder die ganzen Blüthenstände und Fruchtstände enthalten. Gründe zur Ausschliessung dieser die Blätter oft begleitenden Gebilde gibt es nicht und oft wäre sie thatsächlich unmöglich, wie z. B. bei Herba Chenopodii ambrosioidis, bei Herba Serpylli u. s. w.

9. **Blätter, Folia.** Die entwickelten grünen Blätter oder Theilblättchen der Farne und der Phanerogamen.

10. **Blüthen, Flores.** Bei etwas erweiterter Bedeutung des Wortes gehören zunächst hierher die entwickelten vollständigen Einzelblüthen der Phanerogamen (und der Angiospermen), dann auch Knospen einzelner Blüthen, z. B. Caryophylli. Ferner unentwickelte Bluthenstände (Flores Cinae) sowohl als aufgeblühte Blüthenstände, wie Flores Arnicae, Flores Chamomillae. Flores Koso bestehen aus verblühten Blüthenständen. Bei den Compositen-Blüthen sind auch die Hüllblattchen oder Kelche in der Droge noch vorhanden, höchstens bei Flores Arnicae, auch bei Flores Rosae beseitigt. Endlich bieten Flores Rhoeados, Flores Verbasci nur Blumenblätter oder Blumenkronen, Crocus nur Narben dar.

11. **Früchte, Fructus.** Die Früchte, Fruchtstände oder Theile von Früchten der Angiospermen, mit oder ohne die Samen. Den im frischen Zustande saftigen Schalen (Pericarpia) der Aurantiaceen lassen wir die allgemein ubliche, wenn auch unrichtige Bezeichnung Cortex, um hier nicht eine Neuerung einzuführen.

Als Frucht fassen wir nur den in Folge der Befruchtung heranreifenden oder ausgereiften Fruchtknoten auf. Seine Aussenwand, seine Scheidewände und Samenträger können hierbei die manigfaltigsten Veränderungen erleiden, von denen auch oft noch andere, nicht zur Blüthe gehörige Theile betroffen werden, wie z. B. bei der Feige und bei Fructus Juniperi, welche deshalb als Scheinfrüchte zu bezeichnen sind.

Die zum Fruchtgehäuse entwickelte Wand des Fruchtknotens heisst Pericarpium; oft lassen sich an demselben von aussen nach innen drei durch ihren Bau oder durch ihre Färbung abweichende Schichten, das Epicarpium, Mesocarpium, Endocarpium unterscheiden.

Die äussere Fruchthaut nämlich zeigt oft ganz den Bau der Epidermis mit sehr starker Cuticula und Spaltöffnungen, oft aber ist sie vorwiegend aus Steinzellen (Sclerenchym) gebildet. Noch grösser ist die Manigfaltigkeit der Gewebe und ihres Inhaltes in der Mittelschicht (Mesocarpium), welche in vielen Früchten aus fleischigem, saftigem oder doch sehr lockerem Gewebe besteht. Wenn seine einzelnen Zellen sehr saftreich sind und schliesslich den Zusammenhang verlieren, so bezeichnet man sie als Fruchtbrei, Pulpa wie bei der Tamarindenhulse. Die innere Fruchtschicht (Endocarpium) geht aus der Oberhaut der Fruchtknotenhöhlung hervor und entwickelt sich oft zu einer harten Steinschale wie bei den Mandeln. — Nicht immer lassen sich übrigens die drei Schichten des ausgereiften Fruchtgehäuses auseinander halten und ihre relative Mächtigkeit wechselt sehr.

12. **Samen, Semina.** Der aus dem Ei (Samenknospe) entstandene, den ausgebildeten Keim enthaltende Theil der Frucht der Phanerogamen, meist von dem Fruchtgehäuse ganz befreit. Bei einzelnen Samen wird auch die Samenschale und die innere Samenhaut beseitigt.

Der Same besteht aus der Samenhülle und dem Keime, wozu häufig noch das Eiweiss, Albumen, kommt. Gewöhnlich bietet erstere eine äussere derbe, mitunter sehr harte Samenschale, Testa, dar, welche mit der dünnen, aber oft sehr zähen innern Samenhaut ausgekleidet ist. Diese lässt sich namentlich nach dem Einweichen in Wasser z. B. bei den Mandeln, bei Caffee und bei Semen Ricini leicht ablösen, so dass der Samenkern allein übrig bleibt. Semen Quercus besteht, in der käuflichen Form, ausschliesslich aus dem Kerne, den beiden Keimlappen ohne Samenhaut. Bei Semen Myristicae, auch bei Cacao hingegen dringt die Samenhaut in den Kern ein und lässt sich bei dem erstern nicht zusammenhängend herauslösen.

Zu seiner ersten Entwickelung bedarf der Keim oder Embryo eines eigenen Vorrathes von Nährstoffen, welche im Gewebe des Keimes selbst gebildet und aufgespeichert sein können. In diesem Falle ist ein besonderes Eiweiss nicht vorhanden, der Same also eiweisslos, z. B. Semen Quercus, die Mandeln, der Senf.

Entwickelt sich aber gleichzeitig mit dem Keime ein eigenes mit jenen Reservestoffen gefülltes Gewebe, so heisst dieses Eiweiss, Albumen. Gehörte dieses Gewebe seinem Ursprunge nach, wie es gewöhnlicher der Fall ist, dem Embryosacke an, so heisst es Endosperm, bildete sich aber ein Theil des Eies (Knospenkernes) zu Eiweiss um, so unterscheidet man es als **Perisperm**. Nur die Samen der Cardamomen bieten in unserem Kreise gleichzeitig beide Formen des Eiweisses dar. Fast immer gehört der Hauptinhalt der Eiweisszellen in der That zu der Classe der Proteïnstoffe, häufig zum Theil in krystalloidischer Form ausgebildet. Denselben gesellt sich gewöhnlich noch Fett, nicht selten auch Amylum, Zucker und Schleim zu. Dieser Reichthum an Inhaltsstoffen, welche zudem sehr gewöhnlich in dickwandigen Zellen gelagert sind, verleiht dem Gewebe des Eiweisses meistens eine derbe hornartige Beschaffenheit. Der deutsche Sprachgebrauch versteht demnach in etwas ungeschickter Weise unter dem Ausdrucke Eiweiss bald das ganze Gewebe, welches im Samen die erwähnten Reservestoffe birgt, bald im chemischen Sinne jene Classe von Nährstoffen, welche auch Proteïnkörper heissen.

Der Grad der Entwickelung des Eiweisses ist sehr verschieden. Es tritt oft weit massenhafter auf als der Keim, z. B. im Semen Myristicae, Semen Colchici, in Nux vomica, erscheint in andern Fällen nur als unbedeutendes Anhängsel, wie etwa in Semen Lini, oder verschwindet auch wohl später, so dass es an dem reifen Samen nicht mehr kenntlich ist.

Der Embryo enthält in mehr oder weniger fortgeschrittener Ausbildung die Anlage der Axe und der Blattorgane, erstere nach einer Richtung als **Würzelchen** kurz ausgezogen und nach der entgegengesetzten oft schon die Anfänge von Blattgebilden, **Plumula**, tragend. Das Knöspchen zeigt sich deutlich in den Mandeln, auch in Nux vomica.

Die Blattorgane oder **Keimlappen**, **Cotyledones**, bilden gewöhnlich den überwiegenden Theil des Embryos und finden sich besonders bei vielen Dicotylen schon sehr deutlich zart blattartig entwickelt, wie etwa in Nux vomica, Semen Ricini. In den eiweisslosen Samen, z. B. in den Mandeln und Eicheln dagegen sind die Keimlappen von dick fleischiger Beschaffenheit. Bei den einsamenlappigen Pflanzen pflegt der Embryo im Samen weniger deutlich entwickelt zu sein, in Semen Colchici, in Cardamomen ist das Keimblatt noch nicht eigentlich blattartig ausgepragt; ebenso wenig bei Pfeffer oder Cubeben. Das Gewebe des Keimes ist durchweg aus zarteren Zellen gebaut als das des Eiweisses und der Unterschied auch ohne Vergrösserung schon in die Augen fallend.

Die Keimlappen und das Würzelchen sind oft in charakteristischer Weise gebogen, wie auf dem Längsschnitte durch Semen Stramonii ersichtlich ist, während die Früchte der Umbelliferen einen ziemlich geraden Keim darbieten. Sehr auffallende Faltung zeigen die Keime von Semen Foenugraeci und Sem. Sinapis. Ausserhalb unseres Kreises kommen bei den Colyledonen der Baumwollensamen merkwürdig verwickelte Faltungen vor.

Der Same steht mit dem Samenträger durch den Nabelstrang in Verbindung; die Stelle, an welcher letzterer in die Samenhülle eintritt, bleibt gewöhnlich in auffallender Weise durch Färbung, Vertiefung, Umwallung gekennzeichnet und wird als Nabel, Hilum, unterschieden. Weniger häufig macht sich auch die Ausmündungsstelle des Nabelstranges im Grunde des Samens bemerklich; ist dieses der Fall, so führt sie die Namen Hagelfleck, innerer Nabel, Chalaza, Knospengrund. Derselbe ist unter andern an Semen Ricini leicht erkennbar.

Der Same ist geradeläufig, atrop oder orthotrop (Fig. 1), wenn die Spitze der Samenknospe, der Keimmund (Micropyle), dem Nabel gegenüber liegt, wobei der Nabelstrang kurz bleibt. So ist es z. B. bei den Piperaceen, wo der Same den Abschluss der Blüthenaxe bildet. Häu-

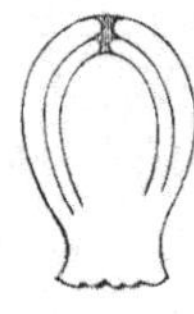

Fig. 1.

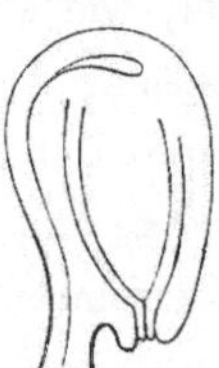

Fig. 2.

figer aber ist der Knospenkern sammt den Hüllen, d. h. der ganze Same umgewendet, wodurch seine Spitze, die Micropyle, neben den Nabel hingerückt wird. Diese bei den Angiospermen gewöhnlichste Form mit rückläufigem Nabelstrange bezeichnet man als anatropen Samen. (Fig. 2.) Die Samenknospe ist hier mit dem Nabelstrange verwachsen, wodurch eine Naht, Rhaphe, oder Nabellinie entsteht, welche mehr oder weniger deutlich in die Augen fallt, z. B. bei Nux vomica, bei Semen Tiglii, den Cardamomen.

13. Anhangsgebilde des Samens. Manche Samen sind am Nabel mit einem schwieligen Anhängsel versehen, welches bei Semen Ricini und

---

1) *Ovulum atropum sen orthotropum aus Fructus Cubebae.*
2) *Ovulum anatropum.*

Semen Colchici auch nach dem Trocknen noch kenntlich bleibt, bei Semen Tiglii dagegen leicht abfällt.

Eine eigenthümliche derb fleischige Wucherung bildet sich an der sogenannten Muscatnuss aus und wird als **Samenmantel, Arillus,** bezeichnet. Im Handel unter dem Namen Macis bekannt, stellt dieser Samenmantel das einzige hierher gehörige derartige Gebilde dar. Ein verhältnissmässig noch mehr entwickelter, aber nur dünn häutiger Samenmantel umhüllt auch die Samen der Cardamomen.

14. **Sporen** der Gefässkryptogamen sind im Arzneischatze nur vertreten durch das Lycopodium, dessen Entwickelungsgeschichte erst in jüngster Zeit erkannt worden ist. Es entsteht daraus ein monöcischer Vorkeim, Prothallium, wie aus den Sporen der Farne. Der Vorkeim erst entwickelt sich infolge geschlechtlicher Einwirkung zur jungen Pflanze.

15. **Oberhautgebilde.** Hierher gehörige Arzneistoffe sind Kamala und Lupulin, welche aus Oberhautzellen hervorgehen, die ein selbständiges Wachsthum verfolgen und sich zu Drüsen umbilden, indem ihr Zusammenhang mit der Oberhaut auf ein kurzes Stielchen beschränkt wird.

Innerer Bau.

Bei den Pflanzen oder Pflanzentheilen, welche die Pharmacognosie behandelt, nimmt die Kenntniss ihres innern Baues oft eine hervorragende Stelle ein. Das Verständniss desselben stützt sich auf die Pflanzenanatomie, die wir als dem Kreise der pharmaceutischen Hülfswissenschaften angehörig betrachten. Obwohl es Aufgabe der Botanik ist, den Erwerb dieser Vorkenntnisse zu vermitteln, so ist es doch zweckmässig, die Hauptsätze über die Pflanzenzelle und die Gewebe, worauf es hier besonders ankommt, an dieser Stelle in Erinnerung zu rufen.

Auf die ersten Anfänge der Zelle zurückzugehen, liegt ausserhalb unserer Aufgabe, dieselbe fällt in den Kreis unserer Betrachtung erst in derjenigen Entwickelungsstufe, wo wir sie mit einer festen elastischen Wandung versehen finden. Letztere umschliesst entweder einen festen oder flüssigen Inhalt oder enthält, wo derselbe schon wieder verschwunden ist, nur noch Luft oder, vor dem Trocknen, Wasser. Die fertig ausgebildete Zelle, wie sie uns vorliegt, entspricht in den meisten Fällen dem Begriffe eines Bläschens, einer freilich oft sehr verengten Röhre, eines Würfels oder davon abzuleitenden Gestalten.

Auf der frühesten für uns in Betracht kommenden Stufe besteht der Inhalt der Zelle aus halbflüssiger trüber Masse, welche entweder schlauchartig die Zellwand auskleidet oder zugleich zum Theil die Zelle, in deren Mitte sich ein Zellkern unterscheiden lässt, erfüllt. Diese nicht elastische weiche Masse enthält reichlich Eiweisstoffe und wird als Protoplasma bezeichnet. Neben demselben tritt etwas spater innerhalb der Zelle selbst ein wässeriger Zellsaft auf, welcher sich jedoch gewöhnlich der pharmacognostischen Beobachtung entzieht. Denn diese befasst sich ja mit den Geweben erst, nachdem sie längst den Bedingungen ihrer Lebensthätigkeit entrückt sind. Diese letztere vollzieht sich hauptsächlich auf Kosten des Protoplasmas, so dass dasselbe in der völlig entwickelten Zelle meist sehr zurücktritt, häufig von anderen flüssigen oder festen Körpern begleitet und später ganz durch solche ersetzt ist. Durch den Abschluss seiner plastischen, chemischen Thätigkeit verschwindet endlich das Plasma, so dass es trotz seiner physiologischen Bedeutung für unsere besondern Zwecke keine eingehendere Behandlung erheischt.

Die Zellwand dagegen verlangt die grösste Aufmerksamkeit von Seiten der pharmacognostischen Untersuchung. Sie besteht aus Cellulose, welche der Formel $C^{12} H^{20} O^{10}$ entspricht. Da sie nach den Lehren der Pflanzenphysiologie schon ihre erste Anlage dem Protoplasma verdankt und jedenfalls durch längere Zeit mit dessen stickstoffhaltigen, eiweissartigen Stoffen, so wie mit dem wässerigen Zellsafte in Berührung bleibt und von denselben durchdrungen wird, so leuchtet ein, dass erst die durch chemische Auflösungsmittel gereinigte Zellwand jene bestimmte Zusammensetzung darbieten kann. Im Leben steht sie mit den angedeuteten Stoffen in innigster Berührung und darauf beruht das individuelle Wachsthum der Zelle.

Dasselbe erfolgt in doppelter Richtung, einerseits als Formveränderung, andererseits als Umbildung der chemischen Natur der Cellulose, welche im Laufe der Entwickelung der Zellen eine Reihe neuer chemischer und physikalischer Eigenschaften anzunehmen vermag.

Die Formveränderung der Zelle betrifft entweder vorzugsweise ihren Umriss und mag in diesem Falle als Flächenwachsthum bezeichnet werden, oder aber die Entwickelung der Zelle spricht sich vorzüglich in der Verdickung der Wand aus, so dass in der That das Dickenwachsthum das Aussehen der Zelle beherrscht. Obwohl beide Richtungen des Wachsthums nicht scharf zu trennen sind und im wesentlichen auf denselben Vorgängen beruhen, so gehen sie doch in ihren Erfolgen weit aus einander.

Wird durch vollkommen gleichförmige Einlagerung neuer Cellulose-theilchen die Masse der Zellwand ringsum gleichmässig bereichert, aber nicht eigentlich verdickt, so muss sie Kugelgestalt annehmen, die Zellen werden isodiametrisch, wie in vielen jungen Geweben. Sie weichen von mathematischer Regelmässigkeit ab, sobald die Aufnahme des Bau-stoffes stellenweise energischer vor sich geht. Sehr wesentlich wird auch der Umriss der Zellen dadurch bedingt, dass sie sich gegenseitig an der freien Ausdehnung beeinträchtigen. Die Kugelgestalt wird in solchen Fällen zum Dodecaëder abgeplattet, welches die gleichmässigste der so häufig vorkommenden Zellformen darbietet, die wir als kugelig-polyëd-rische bezeichnen, da sie sich in ihrer Manigfaltigkeit und geringen Regelmässigkeit genauerer Definition entziehen (Fig. 3).

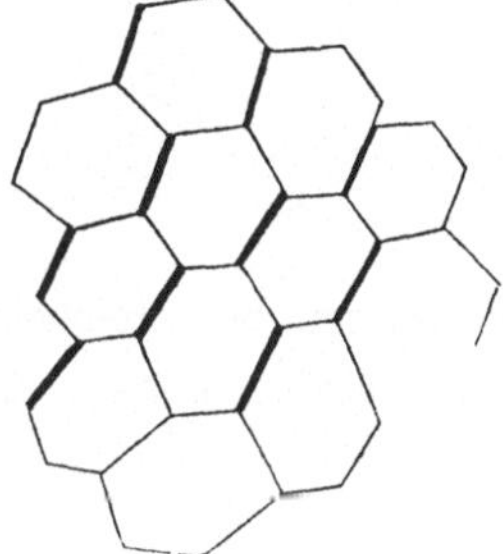

Fig. 3

Wenn die Einlagerung neuen Zellstoffes nicht vorherrschend in tangentialer Richtung zur Zellwand erfolgt, sondern in der Weise, dass diese letztere in die Dicke wächst, so kann dieses Wachsthum mehr nach aussen oder mehr nach innen vor sich gehen. Im ersten Falle ent-stehen Vorsprünge manigfacher Art, im letztern wird die Zellhöhlung verengt, oft beinahe ganz ausgefüllt. Niemals findet aber eine völlig gleichmässige Verdickung statt, sondern die Zellhaut behält an einzelnen Stellen ihre geringe Dicke. Das Aussehen der Zellen, welche in beträcht-lichem Masse dem Dickenwachsthum unterliegen, ist hauptsächlich bedingt durch das Verhältniss des Umfanges der dünn gebliebenen und der ver-

---

3) *Polyëdrisches Parenchym aus Rhizoma Graminis.*

dickten Stellen. Wo letztere keine grosse Ausdehnung erlangen und
namentlich auf der Innenfläche auftreten, nehmen sie oft die Form von

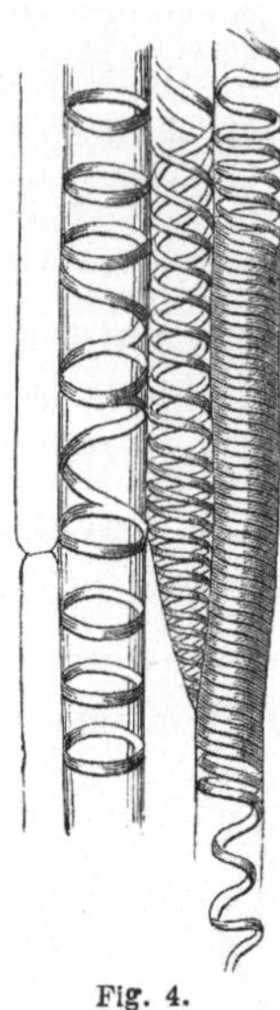

Fig. 4.

Ringen oder Schraubenbändern an. So entstehen die **abrollbaren Spi-
ralen** (Fig. 4) in vielen Fibrovasalsträngen (Gefässbündeln), wie z. B. in

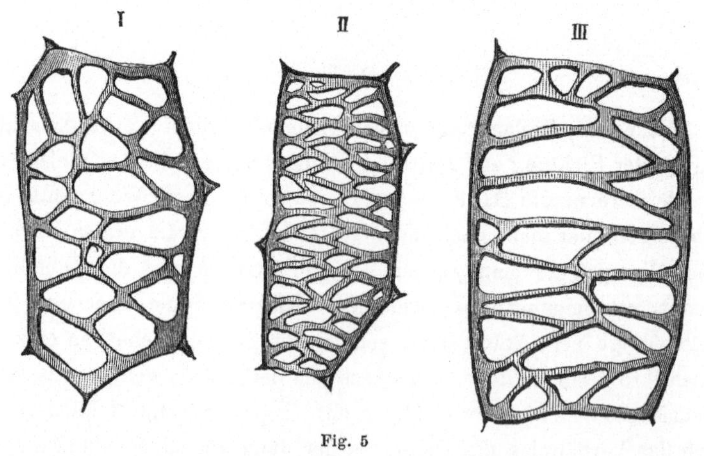

Fig. 5

4) *Abrollbare Spirale und Ringgefäss aus Bulbus Scillae. (Vergl. Fig. 89)*
5) *Netzförmig verdickte Zellen (Dippel).*

der Meerzwiebel, so wie die netzartigen (Fig. 5) und treppenförmigen (Fig. 6) Verdickungen der Gefässe.

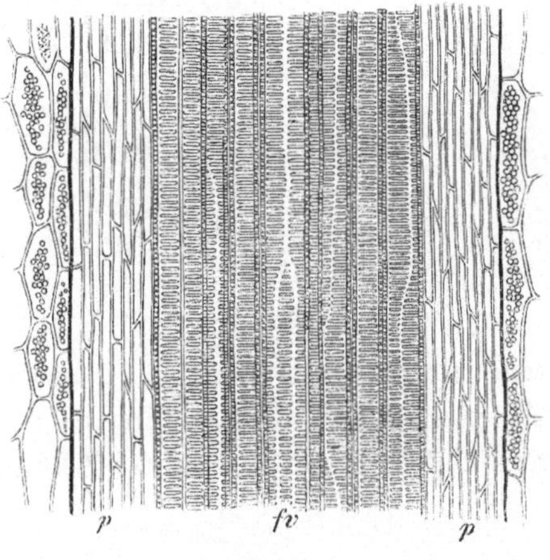

Fig. 6.

Wenn die Verdickung der Zellwand sich über den grössten Theil der Innenfläche erstreckt, und nur wenig ausgedehnte punktförmige Stellen verschont, so entstehen die Poren (Fig. 7). Bei beträchtlicher Verdickung der Zellwand erscheinen solche Stellen als Tüpfel, oder bei noch

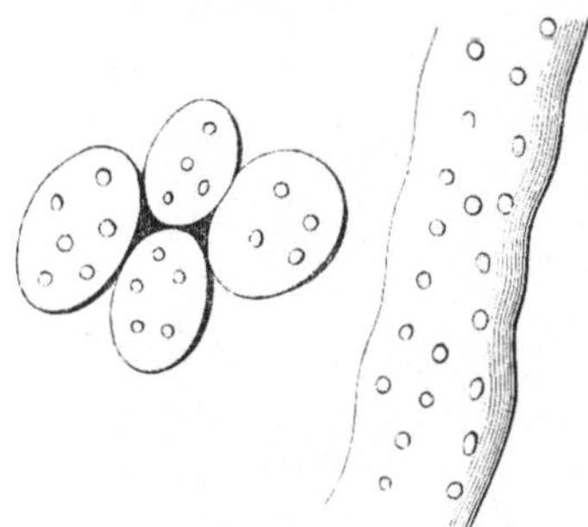

Fig. 7.

stärkerer Zunahme der Wanddicke als Canäle, sogenannte Porencanäle (Fig. 8.) Häufig nimmt man eine spiralförmige Anordnung der

---

6) *Treppenförmig verdickte Zellen fv.* — *Rhizoma Filicis (Berg).*
7) *Poröse Zellen.*

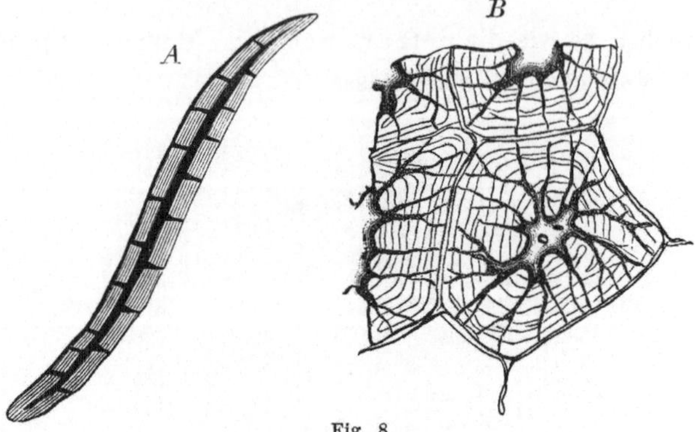

Fig. 8.

Tüpfel (Fig. 9) wahr und auch der Verlauf der Porencanäle nähert sich oft einer Schraubenlinie. Eine besondere Form der Verdickung bilden die gehöften Tüpfel (Fig. 10.) Wenn sich die Zellwand rings um eine

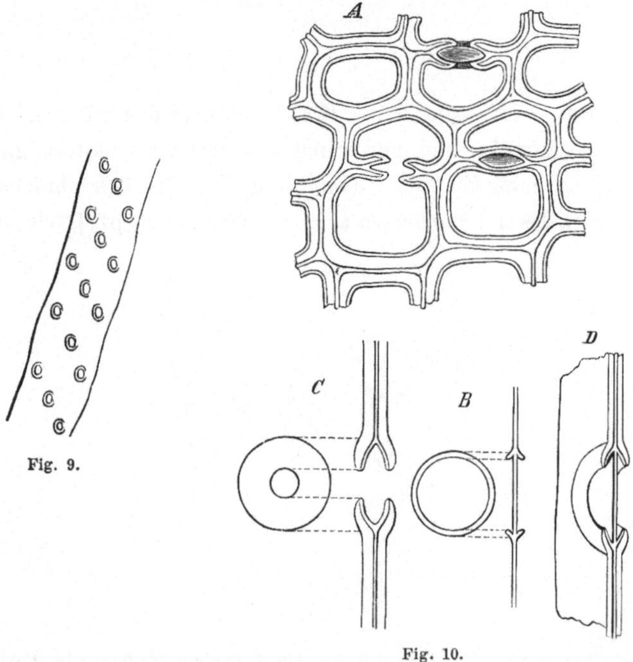

Fig. 9.

Fig. 10.

8) *Verdickte Zellen mit Porencanälen. A. Baströhre einer Chinarinde, B. Steinzellen aus einer Nussschale. (B. aus Dippel.)*

9) *Spiralförmig geordnete Tüpfel.*

10) *Gehöfte Tüpfel aus Tannenholz (Sachs) A. Querschnitt durch die Holzzellen; Tüpfel schattirt. B und C schematische Längsschnitte; die Kreislinien den*

dünn gebliebene Stelle nach innen verdickt, wird ein Canal offen bleiben, der sich der Form eines sehr stumpfen Kegels nähern muss, sofern sich die Wandungen des Canals nicht senkrecht zur Wand übereinander aufbauen. Wird der Canal in dieser Weise nach innen zu enger, so stimmt er schliesslich in der Form mit einem etwas bauchigen Trichter überein. Der obere Rand entspricht der unverdickt gebliebenen Wandstelle; innerhalb dieses Kreises oder Hofes erblickt man als Tüpfel die Mündung des Trichters nach der Zellhöhlung.

Dergleichen gehöfte Tüpfel pflegen oft gleichzeitig an solchen Stellen aufzutreten, wo zwei Zellen sich berühren; die Zwischenwand verschwindet oftmals, so dass der Tüpfelraum eine unmittelbare Verbindung beider Zellen herstellt. Diese bald zwei aufeinander gestülpten Trichtern ähnlichen, bald mehr linsenförmig gewölbten Hohlräume sind leicht verständlich wo sie mehr vereinzelt angelegt sind; werden sie aber in grosser Zahl dicht neben einander gebildet und nach und nach durch zunehmende Verdickung spaltenförmig verengt, so entstehen verwickeltere Verhältnisse, die nur in dünnen, sorgfältig geschnittenen Präparaten klar hervortreten (Semen Colchici).

Auch in denjenigen Fällen, wo dünne Stellen der Zellhaut nur in ganz verschwindend geringer Menge und Ausdehnung erhalten bleiben, erfolgt Dickenwachsthum nicht durch einfache Auflagerung neuer ringsum laufender Schalen oder Schichten von Cellulose. Die oft allerdings höchst auffallende Schichtung beruht auf Verschiedenheiten im Wassergehalte und in den Spannungsverhältnissen; wasserärmere und dichtere Schalen treten durch ihr grösseres Lichtbrechungsvermögen deutlich hervor. Die Rolle des Wassergehaltes lässt sich durch völlige Austrocknung oder durch vollständigere Quellung nachweisen, welche die Unterschiede ausgleichen und die Schichtung aufheben oder grossentheils verwischen. Durch deutliche Schichtung fast ganz verdickte Wände besitzen die Baströhren der Chinarinden (Fig. 11). Wenn sie vermittelst energischer Reagentien, wie Natronlauge, concentrirte Schwefelsäure, Kupferoxydammoniak aufgeweicht und die Spannungen der Cellulosetheilchen überwunden werden, so zeigt sich deutlich, dass der Aufbau der Verdickung nicht einer einfach concentrischen Schichtenfolge entspricht, sondern weit verwickelteren Gesetzen

---

Umfang des Tüpfels und Hofes angebend. D. Zwei benachbarte Tüpfel der Länge nach aufgerissen mit noch erhaltener Zwischenwand.

3*

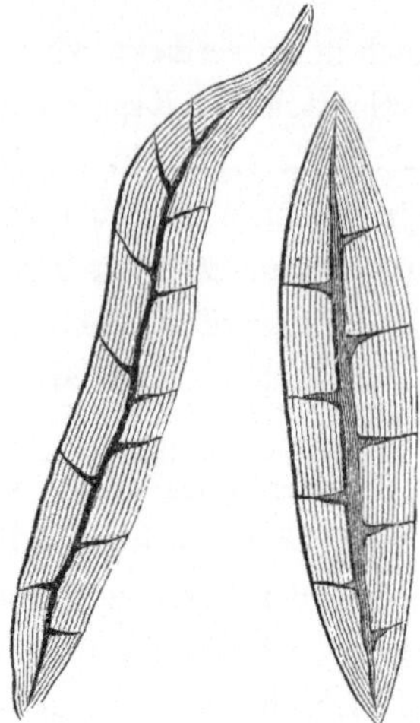

Fig. 11.

gehorcht.*) Namentlich bei den China-Baströhren gelangt in angedeuteter

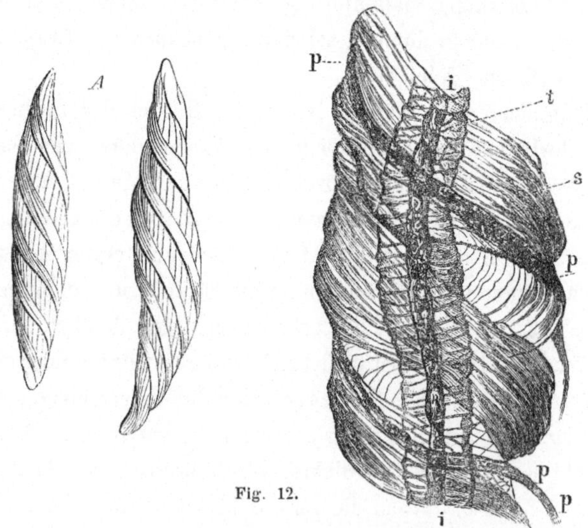

Fig. 12.

---

*) Genauere Erörterung dieser merkwurdigen Verhältnisse bei Nägeli, Bau der vegetabilischen Zellmembran. Sitzungsberichte der Munchener Akademie, Juni 1864, pag. 145. — Auch Sachs, Lehrbuch der Botanik 1873, p. 30 und folgende. — Wiggers und Husemann, Jahresbericht 1866. 89.

11) *Bastrohren aus Chinarinden.*

12) *A. Baströhren aus Chinarinden, mit Salzsaure gekocht. P. dieselben in Kupferoxydammoniak nach der Behandlung mit Salzsáure aufgeweicht. (P. aus Dippel) i urspiüngliche Grosse der Zelle, s aufgequollene Schichten.*

Weise eine schraubenförmige Anlage der Verdickung zur Anschauung
(Fig. 12). — Hofmeister (Verhandl. d. sächs. Gesellsch. d. Wissensch.
X. 1858 pag. 32.) fand bei Maceration der China-Baströhren in Salpeter-
säure und Kaliumchlorat und nachheriger Pressung mehr schalenförmige
Anordnung der Schichten.

Zellen, deren Wanddicke im Verhältnisse zum Durchmesser des Lumens
(Zellhöhlung) bedeutend, oder Zellen, deren Lumen auf eine sehr schmale
Spalte verengert ist, bezeichnet man als Steinzellen (Fig. 13) namentlich

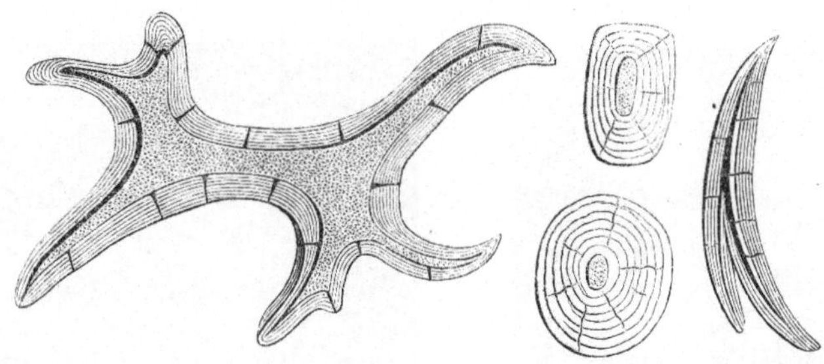

Fig. 13.

dann, wenn sie der unmittelbaren Beobachtung schon deutlichen Schich-
tenbau darbieten und von derber Beschaffenheit sind.

Mit Recht führen sehr stark verdickte Zellen den Namen Steinzellen,
da sie oft eine sehr bedeutende Festigkeit besitzen, wie in den Steinschalen

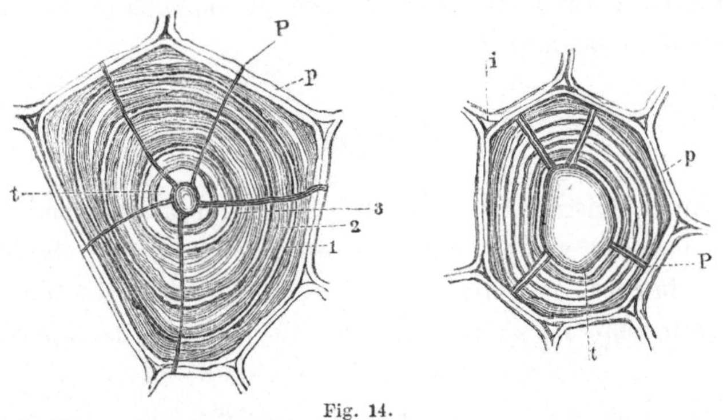

Fig. 14.

13) Verschiedene Steinzellen

14) Steinzellen, deren Hohlraum t durch sternförmig geordnete Porencanäle p
mit der Oberfläche oder sogar mit benachbarten Zellen ı in Verbindung gebracht ıst.
1. 2. 3. Verdickungsschichten. (Dippel).

vieler Früchte. Die Verdickungsschichten bauen sich über den dünn gebliebenen Stellen in der Weise auf, dass die nach dem Centrum oder der
Axe der Zelle laufenden Canälchen oft im ganzen sternförmige Anordnung
darbieten (Fig. 14). Die Steinzellen sind in vielen Rinden, Samenschalen,
Fruchtgehäusen u. s. f. sehr verbreitet; eine Reihe auffallender manigfaltiger Formen derselben liefert z. B. sehr leicht der Sternanis. Der Frucht-
stiel enthält ästige Steinzellen, die Kapselwandung beinahe cubische.

Baströhren und Steinzellen erweisen sich in dünnen Schnitten unter

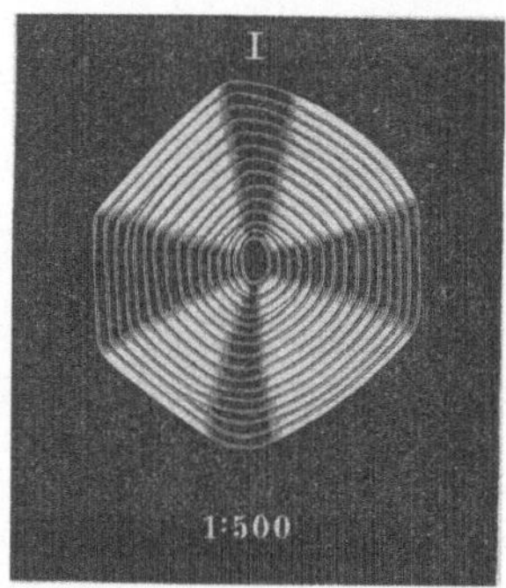
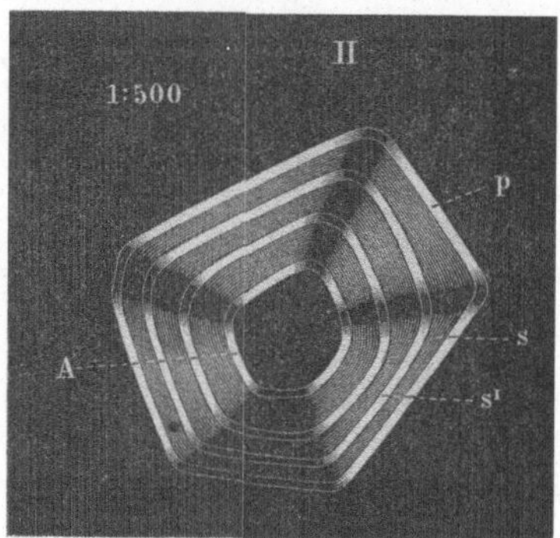

Fig 15.

Glycerin im polarisirten Lichte betrachtet doppelt brechend. (Fig. 15.)
Ein Querschnitt durch Chinabaströhren zeigt auf hell glänzendem Grunde
vier dunkle Kreuzesarme (Fig. 15. I.)

Gewebe.

Die mit organischer Structur versehenen Drogen, ausgenommen Lycopodium,*) bestehen aus einer grossen Anzahl von Zellen. In Fungus
Laricis und in Secale cornutum sind die Zellen wesentlich gleichartig und
eng verflochten und das gleiche gilt auch von Carrageen, da dessen Zellen

---

*) Auch Lupulin und Kamala können als einzellig aufgefasst werden, wenn
man die gemeinsame Hülle, welche die Tochterzellchen umschliesst, vorzugsweise
berucksichtigt.

---

15) *Dünne Schnitte durch Baströhren und Steinzellen; im polarisirten Lichte
Doppelbrechung darbietend   (Dippel) p, s, s¹ Schichten von verschiedener Dichtigkeit.*

im Grunde nur infolge einer von innen nach aussen abgestuften ungleichen Ausbildung unter einander abweichen. Diese drei Rohstoffe stellen also homogene Zellgewebe dar, sofern wir nämlich von der Fructification absehen, deren Organe höchstens in dem letztern Beispiele einigermassen in Betracht kommen könnten. Alle übrigen aus Zellen bestehenden Drogen aber finden wir aus mehreren Zellenarten aufgebaut, indem sich Zellcomplexe oder Gewebe durch besondere Entwickelungsweise von ihrer Umgebung unterscheiden. Die Mehrzahl der Drogen fordert in der That zur Betrachtung der verschiedenen Gewebe auf, welche uns darin begegnen.

Die Entstehung der Gewebe lässt sich auf drei Formen zurückführen:

I. Pilze und Flechten sind aus fadenförmigen Zellen, Hyphen*), zusammengesetzt, welche an den Enden fortwachsen, sich durch Querwände

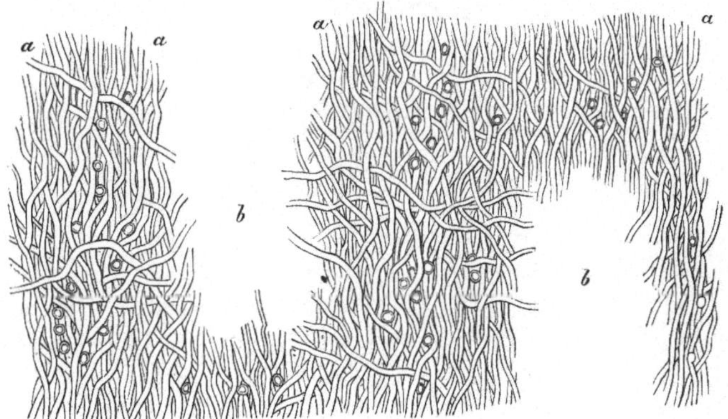

Fig. 16.

theilen und verästeln (Fig. 16.) Sie sind nicht nur in dieser Weise dicht mit einander verflochten, so weit sie nicht Hohlräume umschliessen, sondern haften auch mit grosser Zähigkeit an einander. Das Gewebe des Secale cornutum besteht aus auffallend kurzen Hyphen, so dass es auf dünnen Schnitten wie Parenchym aussieht. Ein Längsschnitt, den man durch verdünnte Chromsäure (siehe unten, mikrochemische Reagentien

---

*) ὑφή, das Gewebe.

16) *Hyphen aus Fungus Laricis (Berg). a. Hyphen (Fadenzellen), b. der Länge nach durchschnittene Hohlräume (Poren).*

Nr. 1) aufweicht, bringt erst die Fadennatur auch dieser Hyphen zur klaren Anschauung. Trotz ihrer geringen Länge schliessen sie dennoch sehr fest aneinander.

II. Man bezeichnet als Mutterzellen solche Zellen, in denen sich eine Scheidewand ausbildet, oder auch in anderer Weise neue Zellen auftreten, worauf die Tochterzellen sich weiter entwickeln und ebenfalls wiederholter Zweitheilung in verschiedener Richtung unterliegen können.

Ein derartiger in Entwickelung begriffener Zellencomplex heisst Bildungsgewebe, Urparenchym, Urmeristem, Theilungsgewebe. Er pflegt aus Zellen mit zarten Wänden und plasmatischem Inhalte zu bestehen, deren Durchmesser nach allen Richtungen ungefähr gleich gross ist. Auf solche Zellen wird der Ausdruck isodiametrische Zellen

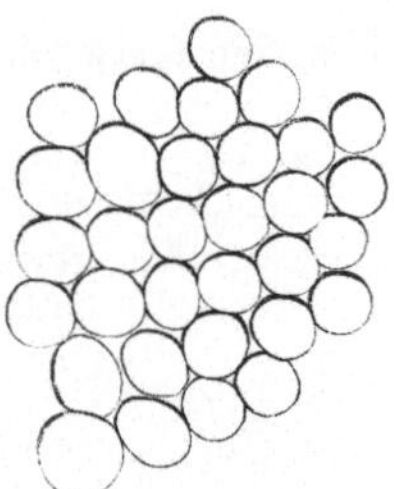

Fig. 17a.

oder Parenchym (Fig. 17a) vorzugsweise angewendet. Die mittlern Rindenschichten der Radix Ipecacuanhae mögen als hierher gehöriges Beispiel betrachtet werden.

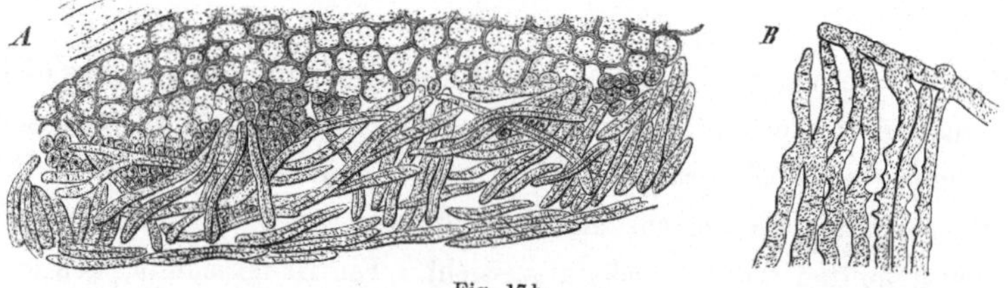

Fig. 17b.

17a) Isodiametrisches Parenchym.

17b) A. Sclerenchym, aus der innern Schicht des Fruchtgehäuses von Fructus Cocculi.

B. Einzelne ästige Zellen aus demselben, stärker vergrössert.

Im Gegensatze zu diesen Gebilden können Dauergewebe unterschieden werden, deren Zellen ihr Protoplasma verloren und ihre bleibende Form erlangt haben. Hierher gehört das Sclerenchym*), ein aus harten Steinzellen (pag. 37) zusammengefugtes Gewebe. Fructus Cocculi zeigen eine aus ästigen Steinzellen gebildete sclerenchymatische Schicht (Fig. 17 b) und viele Rinden enthalten dergleichen, doch einfacher gebaute Bander von Sclerenchym. Ein solches stellt auch Fig. 23 aus den Coloquinthen dar.

Manche Gewebe, welche eigentlich als Dauergewebe aufzufassen wären, erleiden auffallende Veränderungen dadurch, dass ihre Wande die Natur der Cellulose einbüssen und sich verflüssigen oder doch die Eigenschaft erlangen, in Wasser oft sehr stark aufzuquellen oder sich darin anzulösen. Gewebe, welche diese Fähigkeit der Schleimbildung besitzen, nennt man Collenchym. Die Zellen des Eiweisses von Nux vomica bieten derartige Quellung dar, wenn sie in Wasser gelegt werden. Ein Gegensatz anderer Art besteht zwischen Parenchym und Prosenchym. Unter den ersteren Begriff fallen Gewebe mit Zellen von ziemlich gleichmässigem Flächenwachsthum, woraus Formen entstehen, welche schon als isodiametrische angedeutet worden sind. Als Prosenchym bezeichnen wir Zellen mit einseitigem Flächenwachsthum, aus welchem langgestreckte, spindelförmige, prismatische, gewöhnlich in einander gekeilte Zellen hervorgehen. So augenfällig oft der Unterschied zwischen Prosenchym und Parenchym ist, so wenig ist er scharf durchfuhrbar; es ist aber bequem, denselben kurz durch jene Ausdrücke andeuten zu können.

III. Als dritte Bildungsweise von Geweben mögen die Verbindungen von Zellen hervorgehoben werden, welche durch Auflösung von Querwänden zu Stande kommen. Solchen Zellfusionen verdanken in den meisten Fällen die complicirtern Schläuche (Gefässe) ihr Dasein, welche die Emulsionen enthalten, denen ihres Aussehens wegen der Name Milchsaft beigelegt wird. In ihrer einfachsten Anlage jedoch unterscheiden sie sich nur durch ihren Inhalt und etwas beträchtlichere Weite von den benachbarten Parenchymzellen, wie z. B. in den Jalapenknollen (Fig. 18) oder den chinesischen Gallen (Fig. 31). In den Chinarinden zeichnen sich die Milchsaftschläuche durch ansehnliche Länge, oft auch durch

---

*) sklerós (σκληρός) hart.

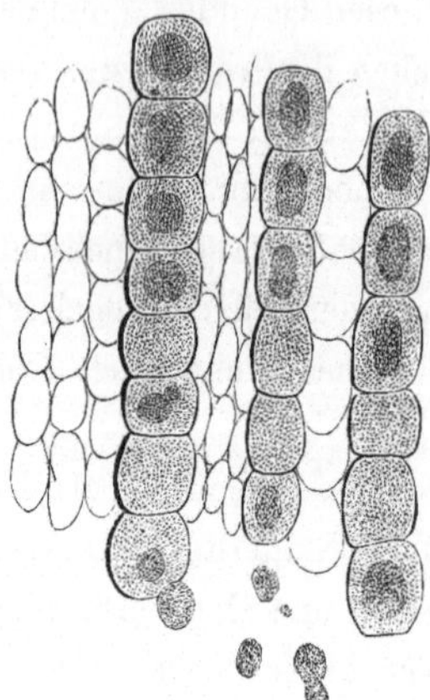

Fig. 18.

weit grössern Durchmesser aus, in andern Fällen, wie etwa in Fructus Papaveris, in Caricae (Fig. 19) entwickeln sie sich zu verzweigten Ca-

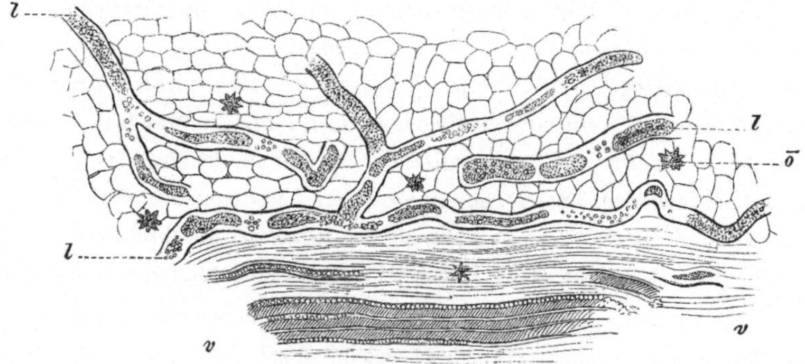

Fig. 19.

nalsystemen. Reich verästelte Milchsaftschläuche durchsetzen bestimmte Schichten der Radix Taraxaci (Fig. 20). Hier ist das System dieser Gefässe, von den oberirdischen Theilen abgesehen, nur in der Rinde entwickelt; in Lactuca virosa erstreckt es sich auch auf das centrale Parenchym des Stengels nebst allen übrigen Theilen dieser Pflanze.

---

18) *Milchsaft führende Zellen aus Tuber Jalapae.*
19) *Milchsaftschläuche der Feige; tangentialer Schnitt durch die mittlere Schicht.*
1 *Schläuche,* ō *Krystalldrusen von Kalkoxalat,* v *Fibrovasalstränge.*

Die Milchsäfte sind von sehr zusammengesetzter chemischer Natur und scheinen das eigene Product ihrer Schläuche zu sein. Saftbehälter

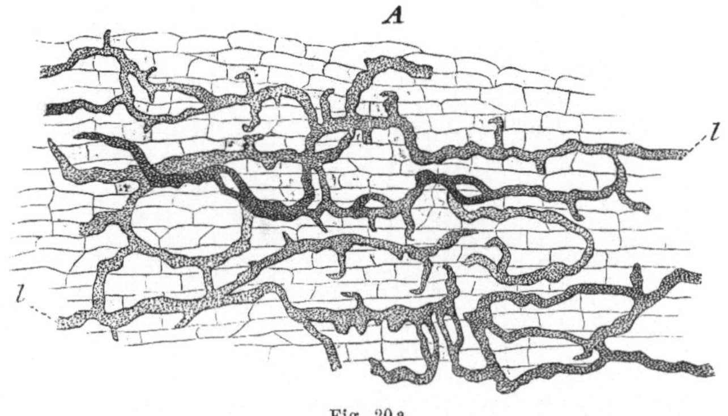

Fig. 20 a.

anderer Art entstehen durch Erweiterung von Intercellularräumen, welche aller Wahrscheinlichkeit nach in den meisten Fällen ihren einfacher zu-

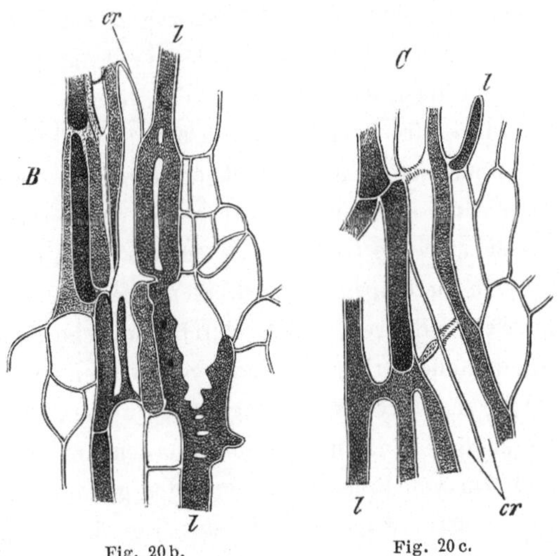

Fig. 20 b.   Fig. 20 c.

20) A. *Milchsaftschläuche* l *aus Radix Taraxaci. Tangentialer Längsschnitt durch die Innenrinde.*

20) B. *Längsschnitt durch die äusserste der Milchsaftzonen der Radix Taraxaci, stärker vergrössert (Hanstein),* cr *Siebröhren,* l *Milchsaftschläuche.*

20) C. *Längsschnitt durch eine der innern Milchsaftzonen der Rad. Taraxaci, in welchen die Schläuche* l *von Siebröhren* cr *begleitet sind.*

sammengesetzten Inhalt von benachbarten Zellen empfangen. Dahin gehören namentlich die Oelräume oder Balsamgänge der Umbelliferen
und der Compositen (Fig. 21).

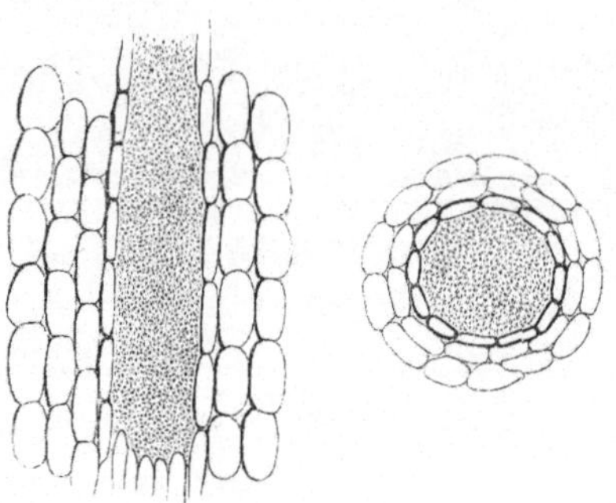

Fig. 21.

Zu den Zellfusionen sind auch die Siebröhren (Fig. 22) zu zählen,
deren Querwände nicht aufgelöst, sondern nur siebartig durchlöchert und
in manigfacher Weise verdickt sind. Häufig zeigen sich die Stellen, wo
zwei Röhren durch eine Siebplatte verbunden sind, aufgetrieben. Die
Siebröhren treten im Basttheile (Phloëm) der Rinde vieler dicotyler
Pflanzen auf; z. B. in Radix Belladonnae, in manchen Chinarinden. Bei
der Zartheit ihres Baues ist es gewöhnlich erforderlich, sie mit Sorgfalt
heraus zu präpariren, um sie klar zur Anschauung zu bringen.

Endlich müssen auch die Gefässe im engern Sinne hierher gezahlt
werden, nämlich jene zu langen Verticalreihen über einander gestellten
verhältnissmässig weiten Röhren, welche durch gänzliche oder theilweise
Zerstörung der Querwände verbunden sind. Sie heissen Spiralgefässe
(Fig. 4 pag. 32), wenn ihre Verdickungen Schraubenlinien bilden, in
welcher Form sie häufig bandartig abgerollt werden können. Wo diese
Verdickungen in Form von Ringen, Netzen oder gehöften Tüpfeln auftreten, werden die Gefässe demgemäss benannt (Fig. 5. 6. 7 pag. 33).

Gewebesysteme.

Schon die oben (pag. 38) als einzellig betrachteten Drogen lassen an
ihrer Oberfläche ein besonderes Gefüge, auch wohl abweichende Färbung

---

21) *Längsschnitt und Querschnitt durch einen Balsamgang (Oelraum) von Radix Enulae.*

erkennen. Die übrigen uns hier beschäftigenden Pflanzentheile sind in der Regel noch bestimmter durch eigene Schichten nach aussen abgeschlossen, welche oft aus mehreren Zellenformen zusammengesetzte Rin-

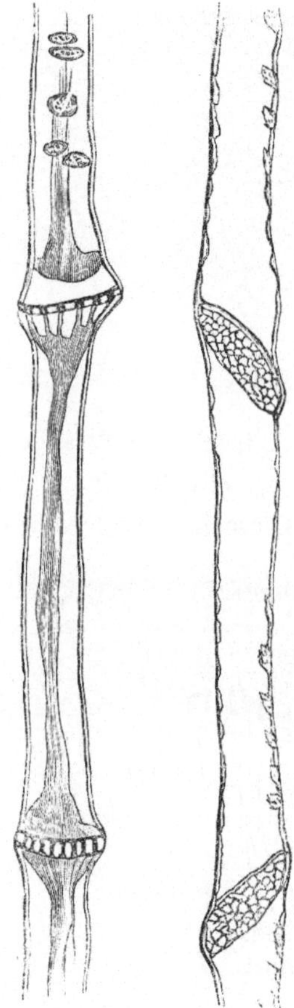

Fig. 22.

den darstellen. In der That tragen im allgemeinen die Hüllschichten, besonders bei den Phanerogamen, ein so bestimmtes Gepräge, dass es ganz zweckmässig erscheint, sie nach dem Vorgange von Sachs*) als ein be-

*) Lehrbuch der Botanik. Leipzig 1873. 82.

22) *Siebröhren aus Fructus Papaveris (Dippel)*

sonderes System unter dem allgemeinen Namen der Hautgewebe zusammen zu fassen.

In einem höchst auffallenden Gegensatze zu dem Hautgewebesystem

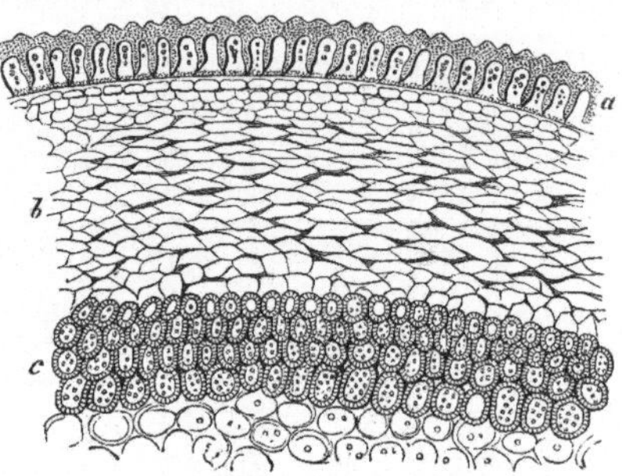

Fig. 23.

stehen prosenchymatische Bündel oder Stränge, welche der Hauptsache
nach in derjenigen Richtung verlaufen, in welcher der Pflanzentheil sich
vorwiegend entwickelt. Diese im einzelnen keineswegs gleichartig zu-

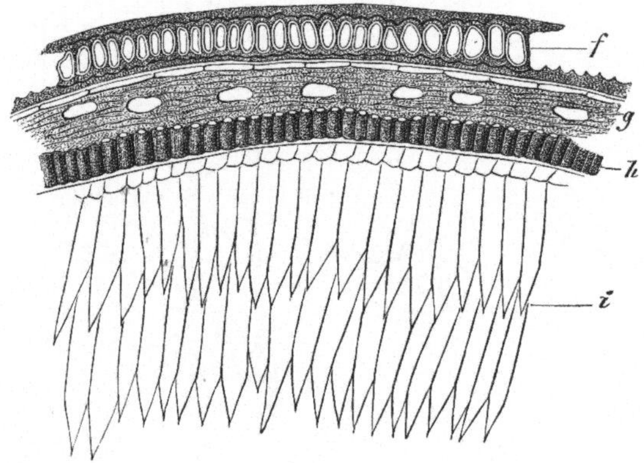

Fig. 24.

sammengesetzten Bündel sind mit Sachs in ihrer Gesammtheit als
Strangsystem zu bezeichnen.

---

23) *Fruchtschale der Coloquinthen (in der käuflichen Frucht gewöhnlich ganz
abgeschält)*, a *Epidermis*, b *Parenchym*, c *sclerenchymatische Schicht, welche an der
geschälten Frucht meist die Oberfläche bildet.*

24) *Semen Paradisi; Querschnitt.* f *Epidermis*, g h *Samenschale*, i *Eiweiss,
bei g Oelräume.*

Diesem System angehörige Gewebe treten deutlich hervor z. B. auf dem Bruche einer Sarsaparrillwurzel, des Rhizoma Filicis oder auch der Calisaya-China. Sie ragen heraus aus dem Gewebe, welches als Grundgewebe neben dem Strangsystem zu einem eigenen System erhoben werden mag, indem beide umschlossen werden vom Hautgewebesystem.

In jedem dieser 3 Systeme ist die Möglichkeit der Ausbildung verschiedener eigenartiger Zellenformen gegeben, deren wichtigste für unsere Zwecke die folgenden sind.

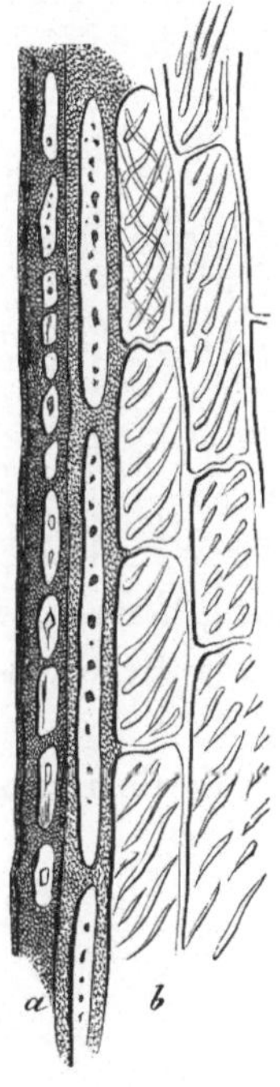

Fig. 25.

1. **Im Hautsystem.** *a*) Die Oberhaut, Epidermis, hüllt die jüngern Theile der Gefässpflanzen ein und besteht meistens aus einer einzigen Schicht dicht zusammenschliessender Zellen (Fig. 23. 24. 25). Eine doppelte Reihe solcher Epidermiszellen ist zu unterscheiden in Macis (Fig. 26); auch die Früchte der Getreidearten tragen eine mehrreihige

---

25) *Längsschnitt durch die äusserste Schicht der Vanille.* a *Epidermiszellen, Vanillinkrystalle enthaltend,* b *Spiralfaserzellen.*

Epidermis. An Wurzeln, z. B. an den Nebenwurzeln von Helleborus, ist sie weniger ausgeprägt, ihre Zellen häufig nach aussen gewölbt und durch dunkle Färbung von denen des Grundgewebes verschieden. Für diese

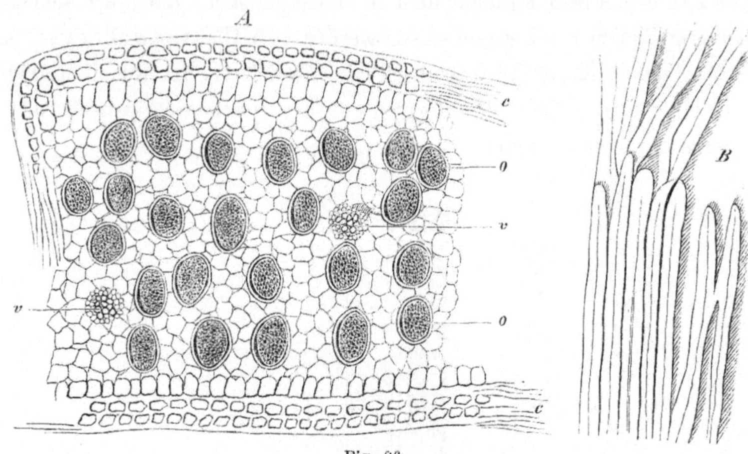

Fig. 26.

etwas eigenthümliche Form der Wurzelepidermis (Fig. 27 und Fig. 32 e) wird der Ausdruck Epiblema gebraucht; wir treffen diese Gewebsform z. B. an den Nebenwurzeln von Helleborus niger oder von Veratrum album.

In der Epidermis der dem Lichte ausgesetzten Theile bilden sich die

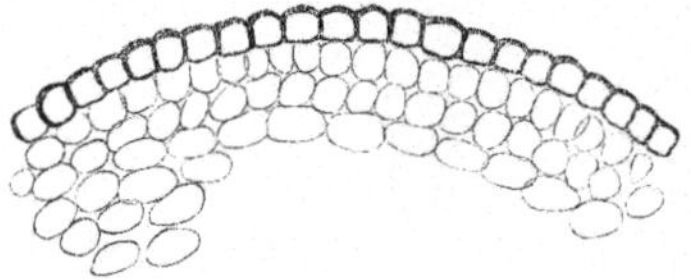

Fig. 27.

Zellen vorwiegend tafelförmig aus, entweder gleichmässig oder verlängert. Ihre Umrisse, von oben betrachtet, werden häufig durch Wellenlinien gebildet, so dass die Epidermiszellen buchtig oder zahnartig in einander

---

26) A. *Querschnitt durch Macis.* c *Oberhaut*, E p i d e r m i s, o *Oelzellen*, v *Fibro-vasalstränge.* — B. *Tangentialer Schnitt, die langen bandartigen, bisweilen ver-zweigten Zellen der C u t i c u l a zeigend.*

27) *Wurzeloberhaut, Epiblema, im Querschnitte; die dunkeln Zellen bilden die Oberhaut.*

greifen (Fig. 28. 29). Oft treten auch einzelne Gruppen derselben nach aussen etwas vor und bedingen mancherlei punctirte und linienförmige,

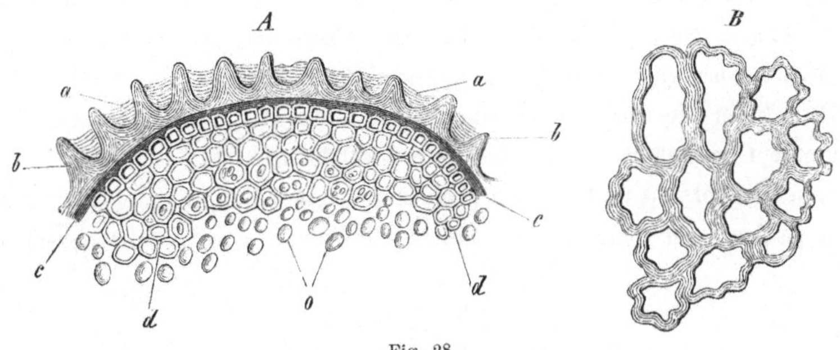

Fig. 28.

schon ohne Vergrösserung deutliche Zeichnungen der Oberfläche, wie an so vielen Samen. Häufig sind die äussern Wandungen der Epidermis-

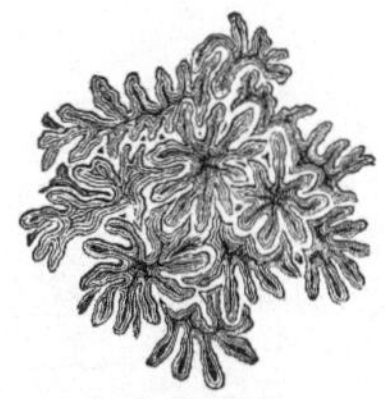

Fig. 29.

zellen stark verdickt und geschichtet, bisweilen auch die Seitenwände (Fig. 30).

b) Die äusseren Schichten der Wandung der Epidermiszellen sind

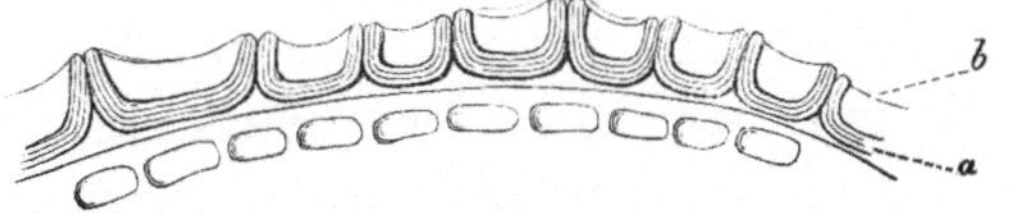

Fig. 30.

---

28) *Semen Hyoscyami.* A *Querschnitt,* a *Cuticula,* b *Epidermis,* c *Samenschale,* d *Eiweisszellen,* o *fettes Oel.* — B. *Tangentialer Schnitt durch die Zellen der Epidermis.*

29) *Tangentialer Querschnitt durch die Epidermis von Semen Stramonii.*

30) *Querschnitt durch Fig. 28 A, stärker vergrossert.*

innig mit einander verbunden und erscheinen als eine über die Epidermis
ausgebreitete Haut, welcher man die Bezeichnung Cuticula beilegt. Ein
derartiges Häutchen breitet sich in Fig. 30 über die stark verdickten Epidermiszellen aus; da es nicht straff angezogen ist, so trägt es z. B. in
Semen Hyoscyami zu dessen netzig-grubigem Aussehen bei. In vielen
Fällen kann die Cuticula allerdings erst durch Anwendung mässig verdünnter Chromsäure, concentrirter Schwefelsäure oder Lauge zur Anschauung gebracht und alsdann auch im Zusammenhange abgelöst werden.
Die Cuticula ist sehr oft mit einem Ueberzuge von Wachs versehen,

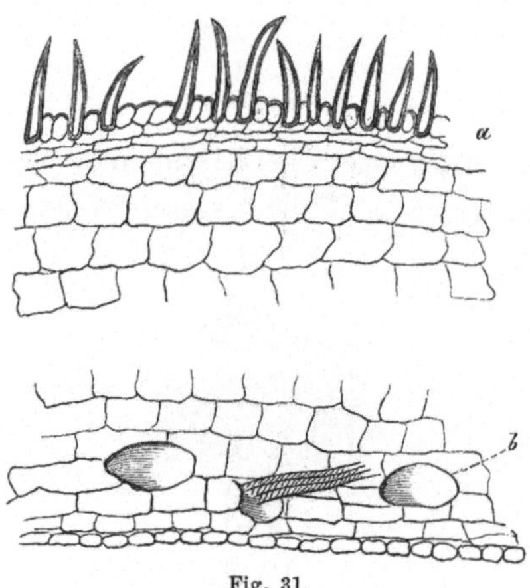

Fig. 31.

welcher meistens einen leicht abzuwischenden dünnen Reif bildet, dessen
Theilchen jedoch bei mikroskopischer Betrachtung häufig besondere Formen darbieten.*) In selteneren Fällen, welche hier nicht weiter in Betracht kommen dürfen, treten diese Wachsabsonderungen der Cuticula so massenhaft auf, dass das Product zu technischer Verwerthung
gesammelt werden kann, wie z. B. bei der Wachspalme.

c) Ausstülpungen von Epidermiszellen erzeugen Haargebilde,
Trichome, wie wir sie z. B. in einfachster Form bei Stipes Dulcamarae,
Herba Lobeliae, bei den chinesischen Gallen (Fig. 31), auch bei Radix

---

*) Vgl. De Bary, Bot. Zeitung 1871, No. 9. 10. 11. 34.

---

*31) Querschnitt durch chinesische Gallen; a Epidermis, deren Zellen häufig in
einfache Haare auswachsen, b Milchsaftzellen.*

Sarsaparrillae (Fig. 32), oder von complicirterem Baue bei Flores Verbasci (Fig. 33) treffen. Wird die Endzelle eines mehrzelligen Trichoms kopfig aufgetrieben, so tritt oft Bildung von Tochterzellen und z. B. bei den La-

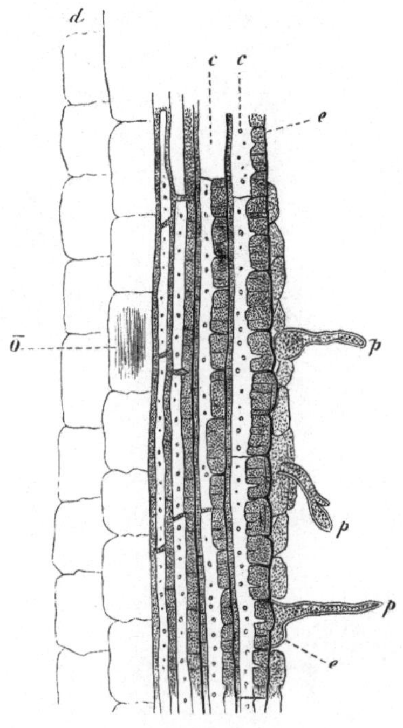

Fig. 32.

biaten zugleich Absonderung ätherischen Oeles ein (Fig. 33 a). Bei den Hopfendrüsen (Lupulin) und bei der Kamala, welche ihrer morphologischen Bedeutung nach auch hierher gehören, tritt die Bildung von Harz in den Vordergrund.

Die Entwickelungsgeschichte secernirender Trichome ist in höchst interessanter Weise, weit über den Rahmen unserer Aufgabe hinausgehend, von Hanstein (Botanische Zeitung 1868, pag. 747) erörtert und bildlich dargestellt worden.

Derbere, nicht secernirende Trichome werden als Borsten bezeichnet,

---

32) *Längsschnitt durch Radix Sarsaparrillae;* e *Epiblema,* p *Haare,* cc′ *einseitig verdickte Rindenzellen,* d *Parenchym,* ō *Kalkoxalat.*

4*

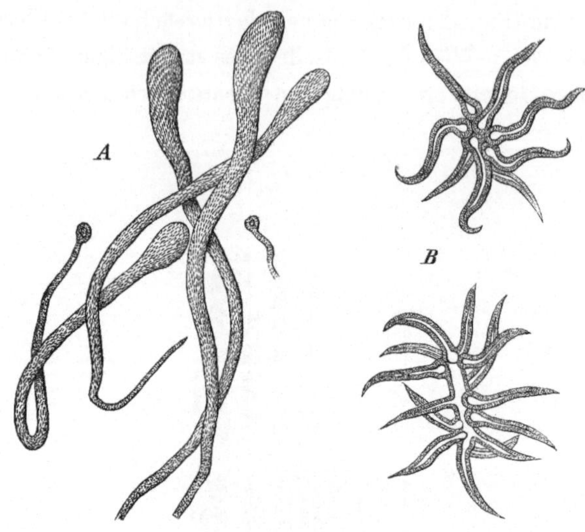

Fig. 33.

welchen schon z. B. die Haare der Nux vomica (Fig. 34) oder des Anis
(Fig. 35) beigezählt werden mögen. Von besonderer Starke sind die

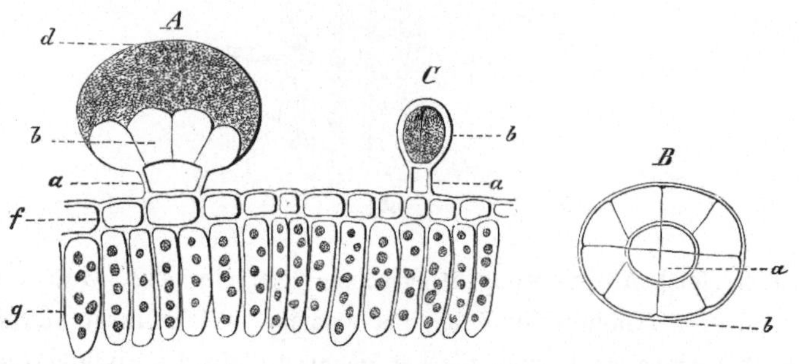

Fig. 33 a.

33) Flores Verbasci. A. *bandartige weiche Keulenhaare der 3 kürzern Staub-*
fäden, mit äusserst feinen, oft spiralig geordneten Höckerchen besetzt. — B. *Stern-*
haare von der Rückseite der Lappen der Corolle.

33a) Oeldrüsen der Labiaten z. B. des Rosmarins (nach Unger). A. *Gross-*
drüse im Längsschnitt, a Stielzelle, b 8 zartwandige Tochterzellen, welche das athe-
rische Oel erzeugen, durch dessen Austritt die Cuticula der Mutterzelle d aufgetrieben
wird. f *Epidermis des Blattes, worauf die Drüse entsteht, g chlorophyllhaltiges*
Blattparenchym (Mesophyll). C. *Kleindrüse, in einfacherer Weise ebenfalls aus einer*
Epidermiszelle entstehend; vielleicht mit einem andern atherischen Oele gefüllt (?).
B. *Querschnitt der Grossdrüse.*

Spreuhaare mancher tropischer Farne, welche unter dem Namen Pen-
gawar Djambi bekannt sind.

d) In einzelnen Zellen der Epidermis entsteht senkrecht zu der
Oberfläche eine Scheidewand, die sich verdickt, in zwei Lamellen trennt,

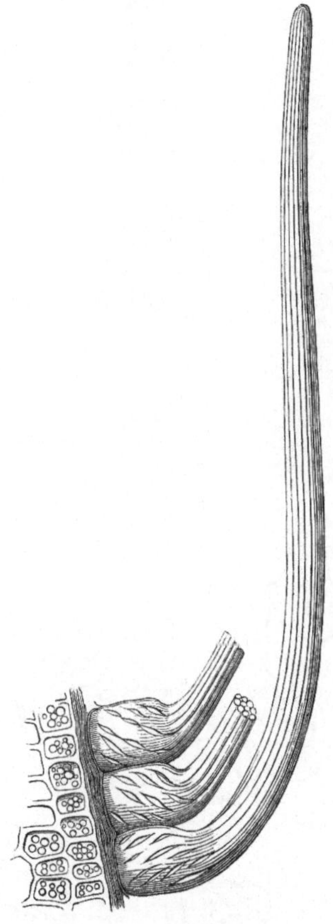

Fig. 34.

welche zuletzt auseinander weichen und nun eine von oben gesehen spitz
elliptische Spalte darstellen (Fig. 36. 37. 38. 39). Die durch jene Wand
entstandenen Tochterzellen, die Schliesszellen, verfolgen ihr besonderes Wachsthum und durch die Spaltöffnung, Stoma, wird eine un-

---

34) Haare der Epidermis von Nux vomica.

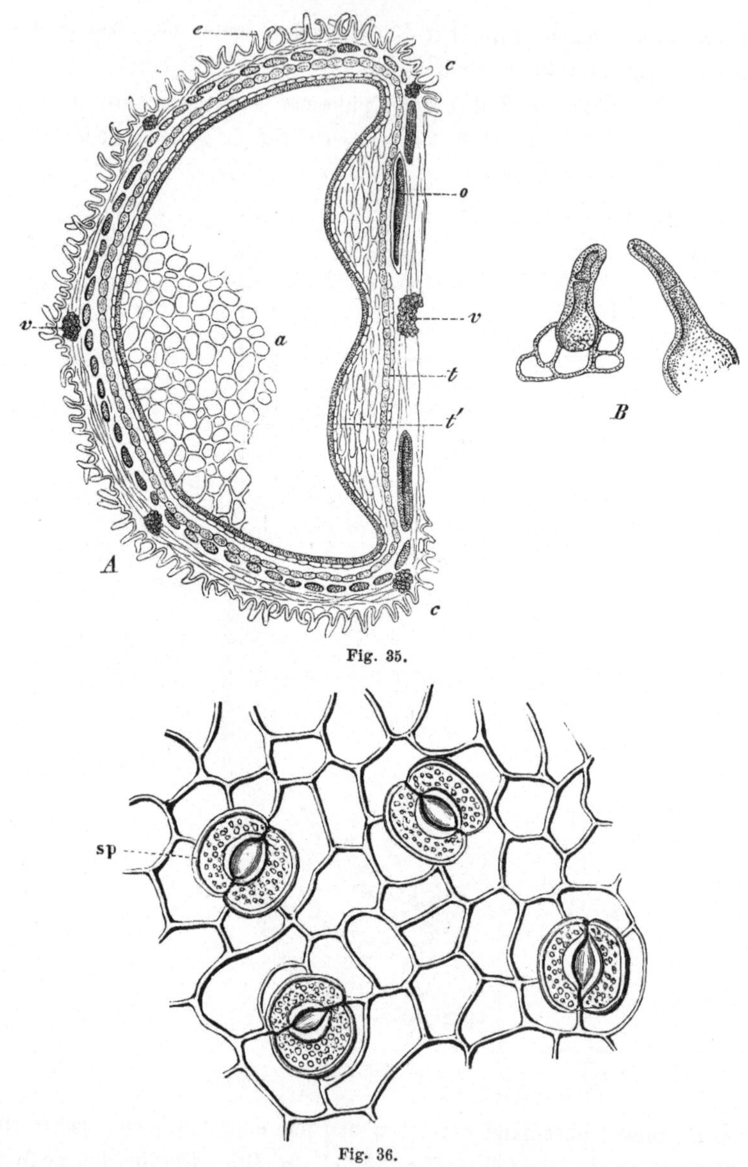

Fig. 35.

Fig. 36.

35) A. *Querschnitt durch Fructus Anisi*; e *Epidermis, mit Haaren besetzt,* CC *Fugenfläche,* o *Oelräume,* t *Fruchthaut,* t' *Samenhaut,* v *Fibrovasalstränge (Rippen, costae),* a *Sameneiweiss, aus dessen Parenchym nur wenige Zellen ange-deutet sind.* B. *Haare, stärker vergrössert.*
36) sp *Spaltöffnung von der Fruchtschale der Coloquinthe, von oben gesehen.* (Dippel.)

mittelbare Verbindung der Zwischenzellenräume des innern Gewebes mit
der Atmosphäre hergestellt. Die Epidermis von Laubblättern, Frucht-

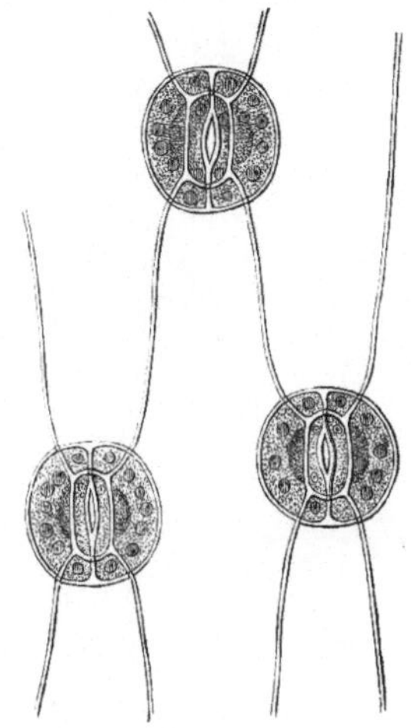

Fig. 37.

gehäusen, jüngern Axenorganen ist mit Spaltöffnungen versehen, deren
Bildungsweise und Vertheilung im einzelnen vielerlei Eigenthümlich-

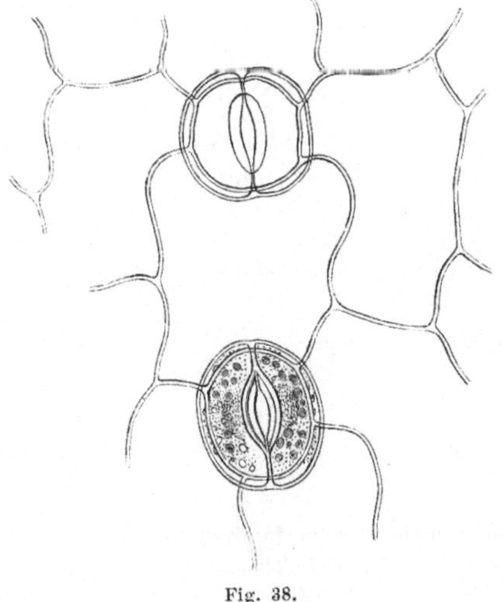

Fig. 38.

37. 38) *Verschiedene Formen der Spaltöffnungen von Blättern, von oben (aus*
Pringsheim).

keiten*) darbietet; die **Epidermis der Wurzeln** dagegen ist frei von Spaltöffnungen.

e) Nur im jugendlichen Zustande der Gewebe genügt die Epidermis zu ihrem Schutze. Bei mehrjährigen Pflanzen wird unter der Epidermis und meist unabhängig von ihr ein durchaus verschiedenes Gewebe, der

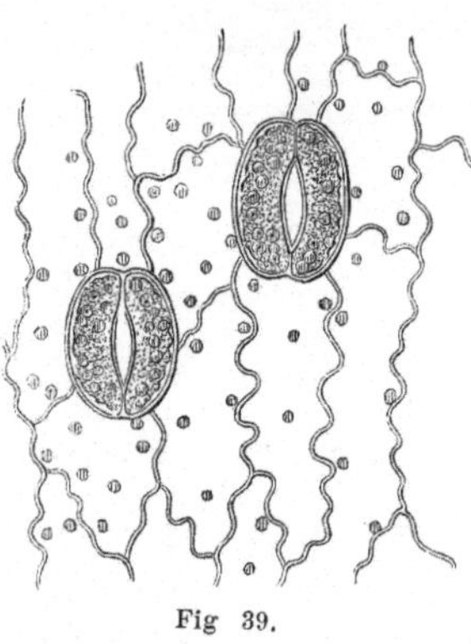

Fig 39.

Kork, angelegt, um eine dauernde Hülle abzugeben, wenn die Epidermis verwittert. Die Korkzellen entstehen durch wiederholtes Auftreten von Scheidewänden, welche mit der Epidermis parallel liegen und dem Dicken-

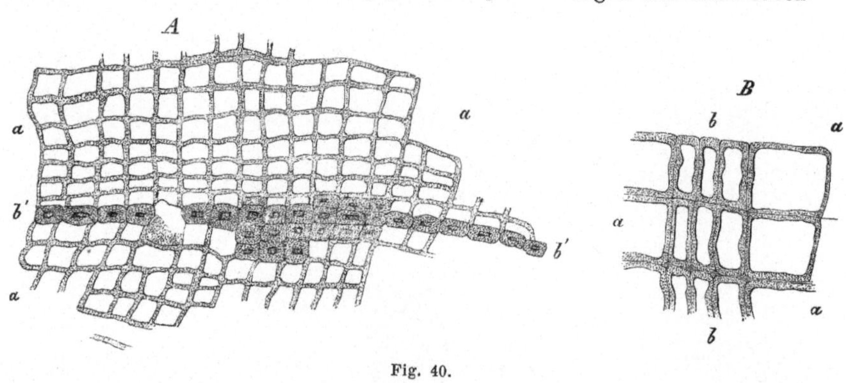

Fig. 40.

*) Vergl. **Weiss**, in Pringsheims Jahrb. f. wissenschaftl. Botanik IV. (1862) 425, — **Strasburger**, ibid. V. Taf. 34—36.

---

39) Spaltöffnungen.

40) A. Kork der Korkeiche; a a typische Form der Korkzellen, b′b′ Steinzellen an der Grenze der Jahresschichten. — B. Stärker vergrösserte Korkzellen.

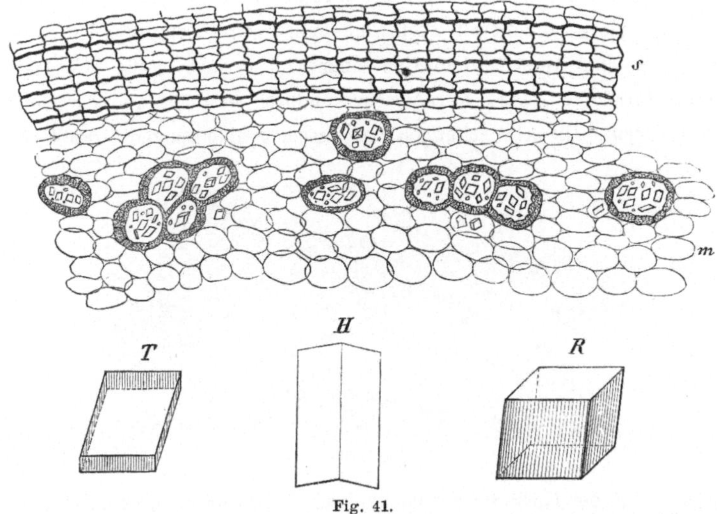

Fig. 41.

wachsthum des Organes entsprechend auch länger zu sein pflegen als die Querwände der Korkzellen. Da diese radial verlaufen, d. h. senkrecht zur Oberfläche, so folgt daraus, dass die gewöhnlichste Form der Kork-

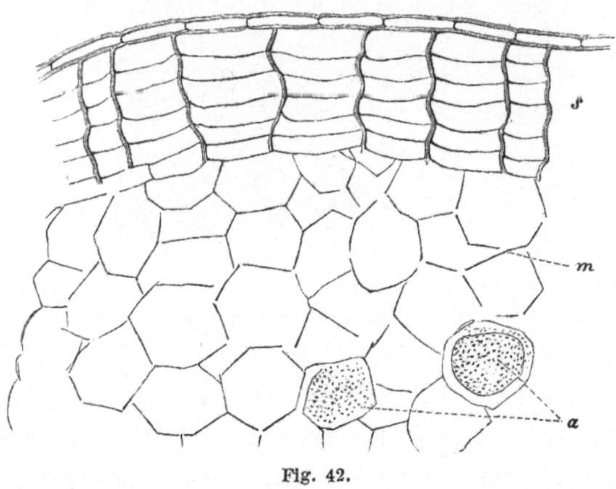

Fig. 42.

41) *Rindenschicht der Radix Calumbae;* s *Kork,* m *Grundgewebe mit einge-streuten Steinzellen, welche Oxalatkrystalle einschliessen.* R, T *stärker vergrösserte Krystalle,* H *Zwillingskrystall.*

42) *Querschnitt aus Rhizoma Curcumae;* s *Kork,* m *Grundgewebe, mit infolge des Brühens aufgequollener Stärke oder in* a *mit ätherischem Oele gefüllt.*

zellen, wenn man sie im Querschnitte z. B. durch einen Stamm betrachtet, diejenige eines annähernd rechtwinkeligen Parallelepipeds ist. Sie schliessen ohne Zwischenräume an einander, so dass häufig die Querwände durch das ganze Korkgewebe hindurch in einer und derselben Linie liegen. Die Abweichungen von dieser regelmässigen Grundform,

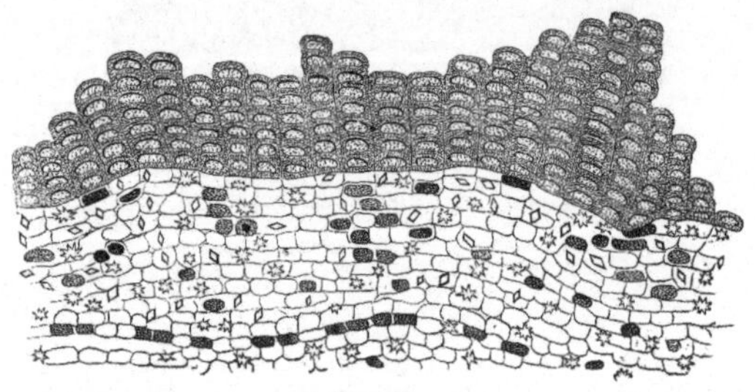

Fig. 43.

welcher z. B. der Kork der Korkeiche (Fig. 40) völlig entspricht, beruhen auf mehr wellenförmigem, obwohl, im Querschnitte, im ganzen immerhin radialen Verlaufe der Querwände (Fig. 41. 42), auf einseitiger Verdickung (Fig. 43) oder auf gänzlicher Verholzung (Fig. 44. 45) der sonst gewöhnlich

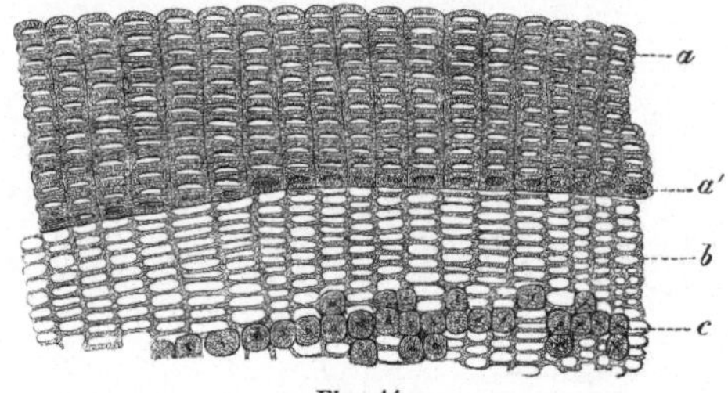

Fig. 44.

nur dünnen Wände. Nicht selten wölben sich auch die Korkzellen wenigstens der äussern Lagen.

Korkcambium oder **Phellogenschicht** heisst diejenige zusammenhängende Zone, in welcher durch die angedeutete Zelltheilung die Neubildung von Korkzellen vor sich geht. Dieses geschieht gewöhnlich

---

43) *Cortex Cascarillae; Korkschicht und primäre Rinde mit Calciumoxalatkrystallen und Farbstoff.*

44) *Cortex Guaiaci; verdickte Korkzellen, Phellogenschicht, primäre Rinde und sclerenchymatische Schicht.*

an der Peripherie des Korkcambiums, so dass sich eine Korklage, das
Periderm, bildet, welches an der Oberfläche verwittert und abfällt und

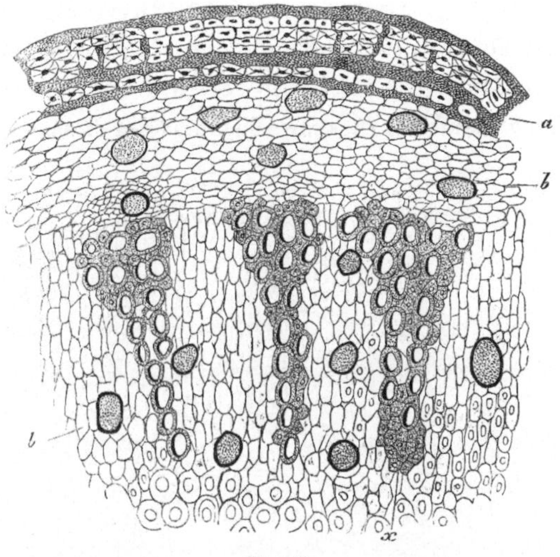

Fig. 45.

sich von innen her erneuert. In ausgezeichneter Weise bietet Cortex
Quassiae jamaicensis (Fig. 46) diese Gewebsform dar.

Das Korkcambium ist auch im Stande, nach innen hin zu gewissen

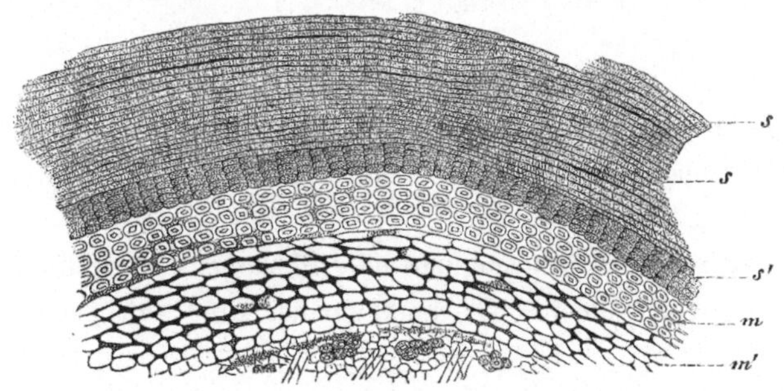

Fig. 46.

---

45) *Radix Pyrethri romani;* a *verdickte Korkzellen,* b *Oelräume,* x *Xylemstrahlen (Holzbündel).*

46) *Querschnitt durch die Rinde (Periderm) des Jamaica-Quassiaholzes;* s *Kork,*
s *Korkcambium oder Phellogen,* m *krystallführende Schicht der primären Rinde* m'.

Zeiten neue Korkzellen zu bilden, bisweilen auch Tochterzellen, welche in
Form und Inhalt mit dem grünen chlorophyllhaltigen Grundgewebe der
Rinde (Mittelrinde) übereinstimmen. Eine solche Parenchymschicht be-
zeichnet Sanio*) als Korkrindenschicht, Phelloderma.

Schon vor der eigentlichen Korkbildung brechen aus der Epidermis
mancher Rinden dunklere Korkhöckerchen, Lenticellen, hervor und
dehnen sich im Verlaufe des Dickenwachsthums des Stammes oder Zweiges

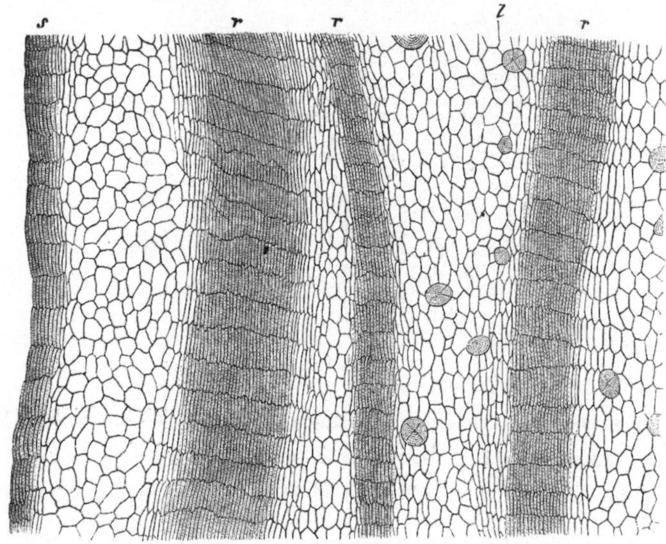

Fig. 47.

in die Quere. Für einige Rinden, z. B. Cortex Frangulae, sind dieselben
bezeichnend und verschwinden erst später in Folge kräftiger Entwickelung
des Periderms oder der Borke.

f) Der Sitz des Korkcambiums oder Phellogens ist nicht ausschliesslich an die Region unmittelbar innerhalb der Epidermis gebunden, son-

---

*) Bau und Entwickelung des Korkes; Jahrbuch für wissenschaftliche Botanik
II. (1860) 47. Diese Abhandlung ist zu vergleichen, wenn es sich um grundlichere
Kenntniss des Korkes handelt.

---

47) *Querschnitt durch die Borke der Calisaya-China; s äusserste Korkschicht,*
r *Korkbänder im innern Gewebe,* 1 *Baströhren (Berg).*

dern dasselbe kann sich auch in Form von Bändern und Streifen im
Grundgewebe mancher Rinden oder sogar in der Bastschicht entwickeln.
Ausserhalb solcher Schichten von Binnenkork können daher, je nach
der Tiefe, in welcher sie einsetzen, die verschiedenen Gewebesysteme der
Rinde vertreten sein; sie werden durch jene Lamellen von Binnenkork
aus dem Kreislaufe der Säfte herausgerückt und abgeschuppt, wie es z. B.
in auffallendster Weise bei der Platane geschieht. Diese besondere Form
der Hülle vieler Stämme aus den Abtheilungen der Coniferen und Dicotylen heisst Borke, Rhytidoma*) (Fig. 47).

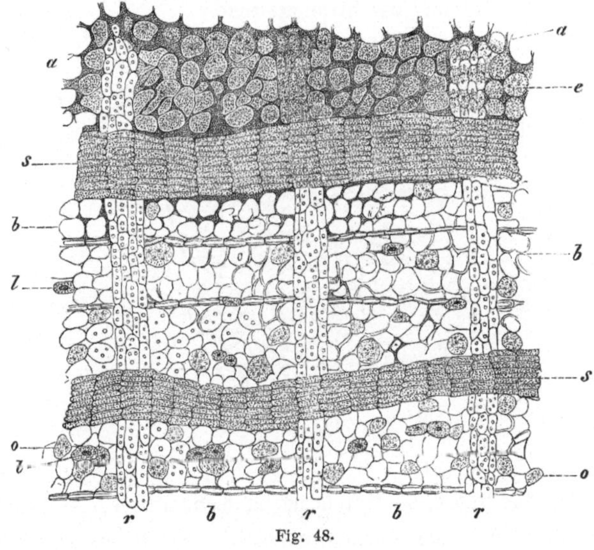

Fig. 48.

Ob die Rinden der Borkenbildung verfallen oder eine einfache Kork-
hülle tragen, scheint zu den Eigenthümlichkeiten der Art zu gehören. Bei
den Cinchonen z. B. treffen wir bald Borke, bald nicht. Auch Wurzeln
sind derselben fähig, z. B. die Rinde der Radix Sassafras (Fig. 48).

2. **System des Grundgewebes.** Mit diesem zweckmässigen Namen
belegt Sachs**) die vom Hautgewebe eingeschlossenen Gewebe, welche

---

*) H. von Mohl, Entwickelung des Korkes und der Borke der baumartigen
Dicotylen in: Vermischte Schriften botanischen Inhalts, Tubingen 1845. 225.

**) Lehrb. d. Bot. 1873. 105.

---

48) Borke von Cortex Sassafras radicis; Querschnitt. aa *verwitterte Oberfläche,*
ss *Korkbänder,* bb *Phloëm (Bastschicht),* o *Oelzellen,* r *Markstrahlen.*

das Strangsystem umgeben und in sehr wenig bestimmter Weise auch wohl als Parenchym bezeichnet zu werden pflegen. Allein im System des Grundgewebes können auch geradezu prosenchymatische Gewebe, so gut wie Zellen mit dünnen oder mit verdickten Wänden vorhanden sein. Die Zellen können sich ferner durch Theilung an der Fortentwickelung des betreffenden Organes betheiligen oder als Dauergewebe (siehe oben p. 41) im Ruhezustande verharren.

Die Eigenartigkeit des Grundgewebes wird erst recht ersichtlich nach genauerem Einblicke in das Wesen der beiden mit ihm contrastirenden Systeme der Haut- und der Stranggewebe.

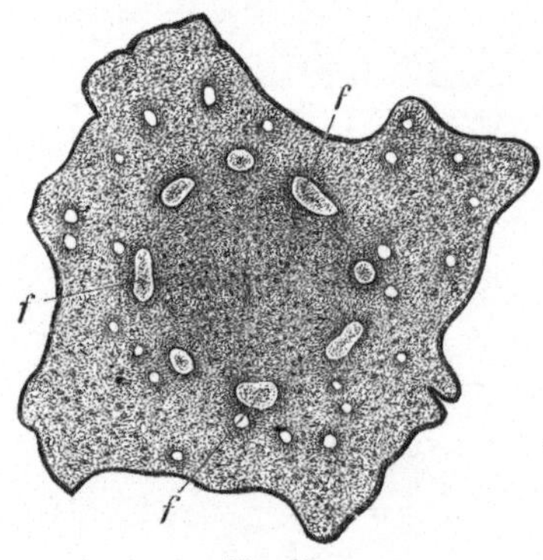

Fig. 49.

3. System der Stränge. Durch mechanische Mittel oder Einwirkung der Fäulniss lässt sich aus einem grossen Blatte z. B. bei Digitalis, Datura, Matico das Hautsystem und das Grundgewebe entfernen, so dass man das Netzwerk der Blattnerven zurückbehält. Es besteht aus **Gefässbündeln**, auch **Fibrovasalstränge** genannt. Auf dem Querschnitte von **Rhizoma Filicis** (Fig. 49) bemerkt man einen doppelten Kreis derartiger Stränge, welche ebenfalls das Gerüste des Wurzelstockes darstellen, wenn die übrigen Gewebe entfernt sind. Dieses erreicht man am vollständigsten, indem man einen solchen Wurzelstock verfaulen lässt. Nach dem Abspülen des weichern Grundgewebes bleiben die weit widerstandsfähigern Stränge in sehr anschaulicher Weise zurück (Fig. 50). Das

---

49) *Querschnitt durch den unterirdischen Stamm von Rhizoma Filicis maris.* f *Fibrovasalstränge.*

käufliche Fruchtmus der Tamarinden ist von derben strickartigen Fibrovasalsträngen durchzogen, die Schale der Mandeln mit dergleichen belegt.

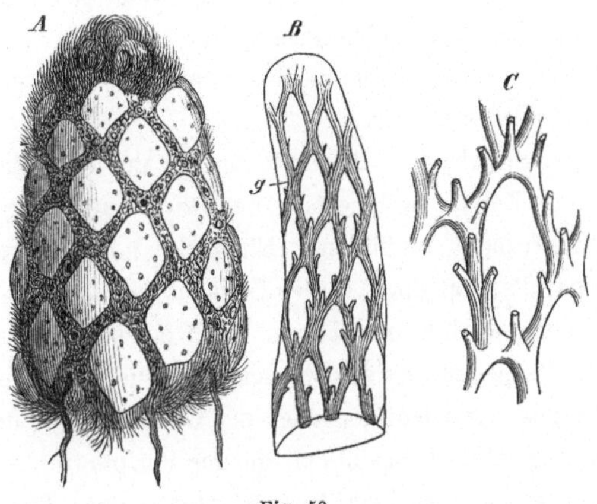

Fig. 50.

Wird Radix Althaeae geknickt, Cortex Mezerei zerrissen, ein Hanfstengel gebrochen, so erhält man Fasern, welche nun zwar nicht Fibrovasalstränge sind, aber doch dem jetzt zu betrachtenden Strangsystem angehören. Umfangreiche aus solchen Fasern gewirkte Blätter liefert der Bast der Linden.

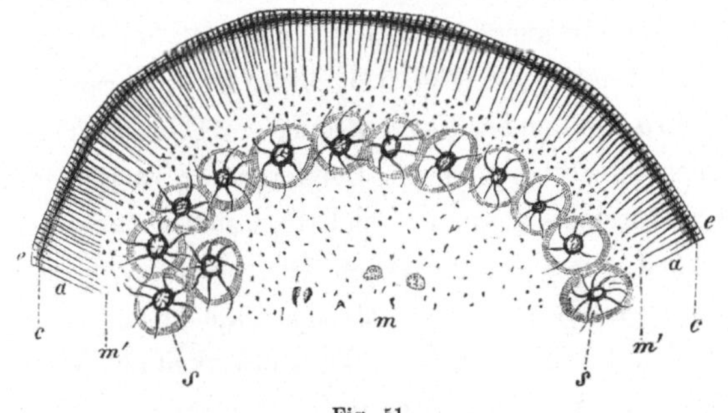

Fig. 51.

---

50) Rhizoma Filicis maris, nach Sachs. — A vorderes Ende des Stammes, in den hellen rhombischen Feldern die Austrittstellen der Fibrovasalstränge in die (abgeschnittenen) Blattbasen zeigend.

B. *gefaultes Stammstück, g Fibrovasalstränge.*

C. *einzelnes Strangstück, stärker vergrössert.*

51) Querschnitt der Rhabarber; e Reste der weggeschälten Rinde, c Cambium, a Markstrahlen, s Masern, m Grundgewebe.

Alle mit wahren Wurzeln versehenen Pflanzen besitzen ein bald feineres, bald gröberes, oft sehr fest holziges Gerüst von Fibrovasalsträngen*); die Zwischenräume werden von dem Grundgewebe erfüllt und das ganze von dem System der Hautgebilde eingehüllt.

Unter den Geweben, welche in das Strangsystem eingehen, sind die folgenden aus einander zu halten:

a) das Procambium, die erste Anlage der Stränge. Es besteht aus zartwandigen Zellen, welche sich nach zwei entgegengesetzten Richtungen hin zu Strängen umbilden. Einerseits nämlich gehen aus dem Procambium parallel mit der Axe des Organes verlängerte Zellen hervor, welche sehr häufig verholzen. Dieser Theil eines Stranges heisst daher Xylemtheil. Vergegenwärtigen wir uns den Querschnitt eines Stämmes aus der Abtheilung der Dicotylen oder der Coniferen, so liegt das in der Entwickelung begriffene Procambium an der Peripherie des Xylemtheiles und trennt denselben von dem Phloëmtheile des Gesammtstranges. Den oft dünnwandigen saftigen Zellen dieses Theiles kommt ebenfalls die Neigung zu, sich übereinstimmend mit dem Längenwachsthum des Organes, dem sie angehören, zu strecken; weniger allgemein dagegen die Fähigkeit zu verholzen. Diese Stellung des Procambiums zwischen Xylem und Phloëm lässt dasselbe besonders deutlich hervortreten auf dem Querschnitte dicotyler Axen, wo es häufig noch durch dunklere Färbung als geschlossene Kreislinie ausgezeichnet ist, wie z. B. bei Radix Liquiritiae, Radix Calumbae, Radix Rhei (Fig. 51), Stipes Dulcamarae u. s. f.

Bei der fortschreitenden Entwickelung der Fibrovasalstränge bleibt bei den meisten Dicotylen und den Coniferen ihr cambialer Theil noch längere Zeit hindurch in Thätigkeit und trägt zum Dickenwachsthum des Organes während seiner ganzen Dauer bei, indem er nach den beiden Richtungen hin dem Xylem sowohl als dem Phloëm neue Stränge hinzufügt. Dieser hauptsächlichste Herd der Entwickelung heisst im engern Sinne Cambium. Im Gegensatze zu diesen cambiumhaltigen Strängen verliert bei den Monocotylen, den Gefäss-Kryptogamen und einigen Dicotylen das Procambium seine Umbildungsfähigkeit, sobald die Fibrovasalstränge angelegt sind.

b) Die Markstrahlen. In den Strängen mit fortbildungsfähigem

---

*) Ausser diesen vermag auch das Grundgewebe bisweilen Strange zu bilden, welche alsdann diesem und nicht dem Fibrovasalsystem angehoren.

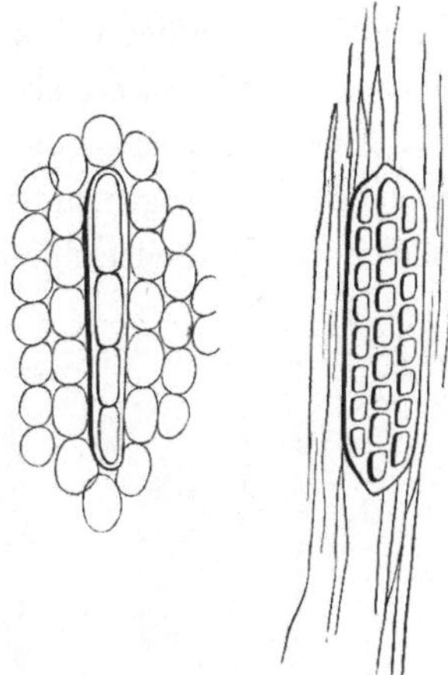

Fig. 52.

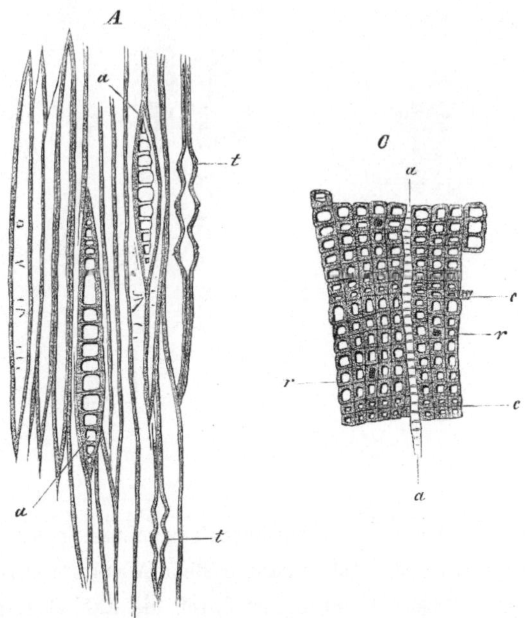

Fig. 53.

52) *Quer durchschnittene einreihige und dreireihige Markstrahlenzellen; tangentialer Längsschnitt eines dicotylen Stammes.*

53) *Markstrahlen aus Lignum Juniperi, aus einer einzigen Zellenreihe a bestehend.* A *tangentialer Längsschnitt,* a *Markstrahl,* t *Tüpfel.*

C *Querschnitt durch das Wurzelholz,* a *Markstrahl,* c *Jahresringe,* r *Harz.*

Flückiger, pharmaceut. Waarenkunde.

Cambium entstehen in demselben namentlich bei kräftigem Dickenwachsthum auch horizontale Zellenzüge, welche in radialer Richtung die prosenchymatischen Elemente der Fibrovasalstränge durchsetzen. Wenn das Innere der Stämme von Grundgewebe, sogenanntem Marke, erfüllt ist, so wird es durch jene strahlenförmigen Zellenzüge in Verbindung gesetzt

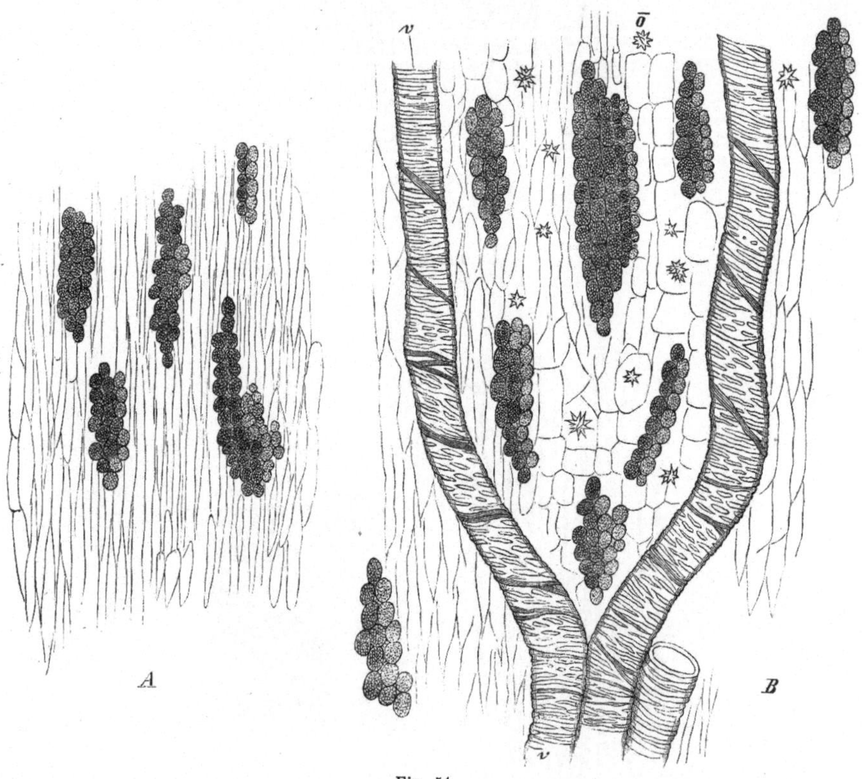

Fig. 54.

mit dem an der Peripherie der Fibrovasalstränge gelegenen Grundgewebe. Jene Zellenreihen heissen daher ganz treffend Markstrahlen. Ihre Entwickelung in verticaler Richtung ist durch die Zahl der stockwerkartig über einander gelagerten Zellenreihen bedingt. Sehr häufig ist diese Zahl

---

54) *Tangentialer Längsschnitt aus der Rhabarber. A Grundgewebe der Rinde mit 5 Markstrahlen, welche quer durchschnitten sind.*

B Schnitt aus dem Xylemtheile, welcher von ansehnlichen Netzgefässen v durchzogen ist, ō Oxalatdrusen.

nicht beträchtlich, so dass sich der Markstrahl auf einem Durchschnitte, welcher vertical auf seine Langseite geführt wird (tangential zu der Ober-

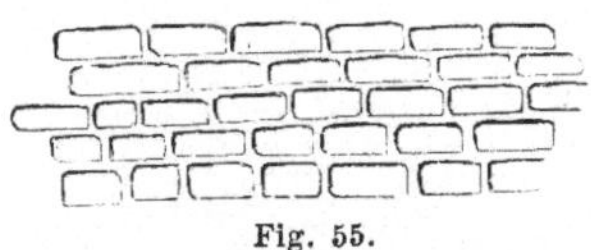

Fig. 55.

fläche des Stammes) als eine durch Parenchym ausgefüllte Spalte (Fig. 52) darstellt. In der Breite bietet sie bald nur eine einzige Zellenreihe dar, wie z. B. bei Lignum Juniperi (Fig. 53), L. Guaiaci, L. Quassiae surinamense*), bald zwei bis drei derselben, wie bei Lign. Quassiae jamai-

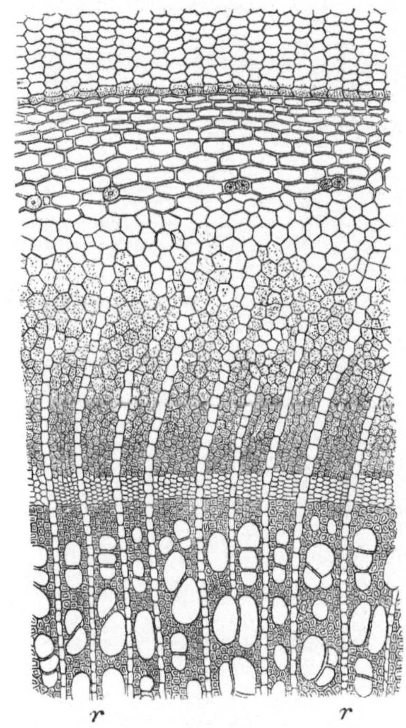

Fig. 56.

---

*) Zu vergl. Berg, Anatom. Atlas Taf. 25 bis 28.

---

55) *Mauerförmige Markstrahlzellen aus Lignum Juniperi im radialen Längsschnitte.*

56) *Einreihige Markstrahlen r in Stipes Dulcamarae, welche sich allmälig in das Grundgewebe der Rinde verlieren (Berg).*

5*

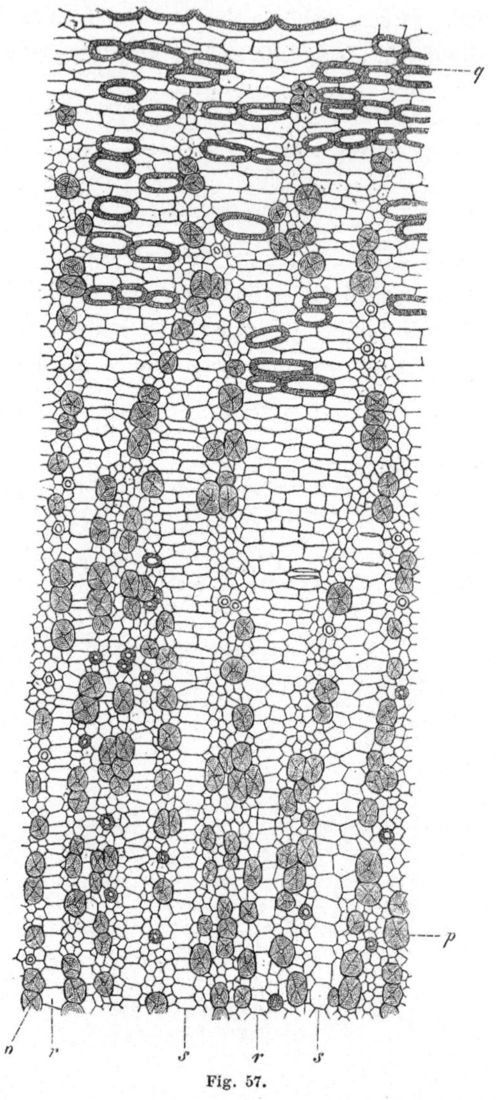

Fig. 57.

cense, bald noch mehr, wie etwa bei der Rhabarber (Fig. 54). Hieraus
folgt, dass die Fibrovasalstränge im Querschnitte entweder nur strahlig

---

57) *Querschnitt durch den Phloëmtheil (Bastschicht) der Rinde von Cinchona
lancifolia,* r *primäre Markstrahlen,* r *secundäre Markstrahlen,* q *Steinzellen,* p *Baströhren (Berg).*

gestreift oder durch mächtige Markstrahlen auseinander getrieben erscheinen müssen. Das Gewebe der Markstrahlen besteht, wenigstens im Bereiche des Strangsystems, fast durchweg aus cubischen oder horizontal gestreckten (parallelepipedischen) dünnwandigen Zellen, welche ohne Zwischenräume mauerförmig zusammenschliessen (Fig. 55). Diese Regelmässigkeit verliert sich da, wo die Markstrahlen in das Grundgewebe der Rinde, die sogenannte Mittelrinde, übergehen (Fig. 56). Im Phloëmtheile der Stränge (Innenrinde) entwickeln sich oft nachträglich weniger mäch-

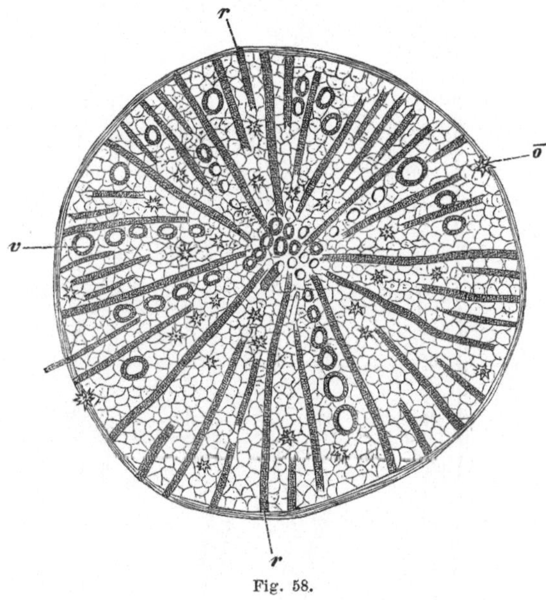

Fig. 58.

tige Markstrahlen, welche wir als secundäre bezeichnen und z. B. bei den Chinarinden häufig antreffen (Fig. 57).

Die grosse Manigfaltigkeit der besondern Züge im Bau der Markstrahlen liefert sehr bemerkenswerthe Kennzeichen für die Characteristik mancher Drogen. Es genüge, hier z. B. im Gegensatze zu entschieden strahlig gebauten Wurzeln, wie etwa Rad. Rhapontici (Fig. 58), auf solche zu verweisen, wo die Markstrahlen weder im Holze, noch in der Rinde

---

58) *Querschnitt durch geschälte Radix Rhapontici;* r *braunroth gefärbte Markstrahlen,* v *Gefasse,* ō *Oxalatkrystalle.*

deutlich ausgeprägt sind.   So z. B. in Radix Ipecacuanhae und in Rad. Taraxaci.

In denjenigen Fibrovasalsträngen, wo die Thätigkeit des Cambiums durch die Bildung der Stränge ihren Abschluss erreicht, werden keine Markstrahlen angelegt; sie fehlen also den Monocotylen und den Gefässkryptogamen.

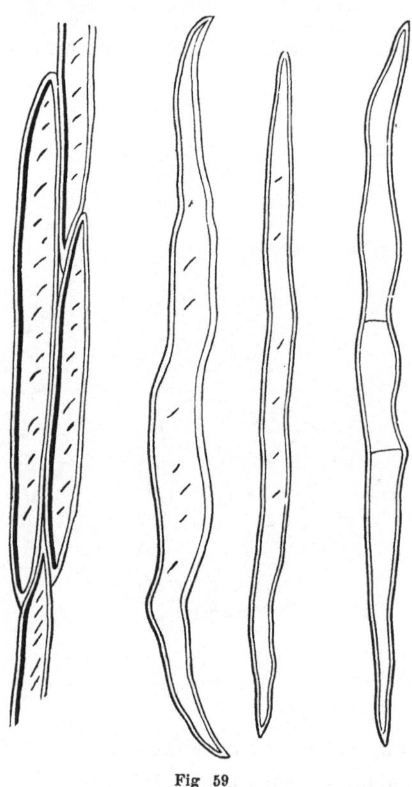

Fig 59

c) Der Xylemtheil der Fibrovasalstränge liegt, wie schon angedeutet, in den cambiumhaltigen Strängen der Dicotylen und Gymnospermen regelmässig an der innern der Axe zugewendeten Seite des Cambiums. Er enthält die oft so ansehnlichen röhrenförmigen (trachealen) Zellen, deren Verdickungen in Form von gehöften Tüpfeln, Leisten, Ringen, Netz-

59) *Libriform aus Quassiaholz.*

fasern, Schraubenlinien abgelagert sind und welche als Gefässe, gefäss-
artige Holzzellen, Tracheïden (oben pag. 32. 33) bezeichnet werden.
Doch walten sehr häufig faserige Holzzellen vor, welche sich durch
grössere Länge bei geringerem Durchmesser, durch stark verdickte
Wände, Mangel an Spiralbändern und spitze Enden auszeichnen. Im
polarisirten Lichte verhalten sie sich doppelt brechend wie die Baströhren
(pag. 38). Im höchsten Grade ausgeprägt findet sich diese bastfaser-
ähnliche Form in dem von Sanio*) als Libriform bezeichneten Gewebe,

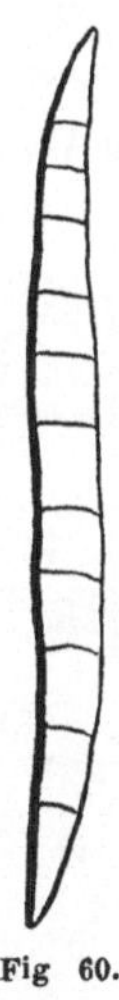

Fig 60.

aus welchem z. B. das Holz des Guaiacum und der Quassia grösstentheils
besteht (Fig. 59). Obwohl diese prosenchymatischen Gewebe schon sehr
früh jeden festen Inhalt verlieren und nur Luft führen, so verleihen sie
doch dem Xylemtheil seine Härte und Festigkeit, wo dieselben eben stark
vertreten sind. Nicht immer ist dieses aber der Fall, da das Xylem auch
Parenchym enthält und die Holzzellen und gefässartigen Holzzellen, die
Tracheïden Sanio's, oft sehr zurücktreten. Wir sprechen daher vom
Holze oder Holzkörper oder Holzcylinder auch da, wo zwar der unzweifel-
hafte Xylemtheil gemeint ist, er aber aus den eben angedeuteten Grunden

---

*) Vergleichende Untersuchungen über die Elementarorgane des Holzkorpers,
Botanische Zeitung XXI. (1863) 101.

---

60) *Quer getheilte Libriformzelle aus Quassia.*

durchaus nicht die gewohnte Festigkeit des Holzes darbietet. Doch finden sich auch in sehr festem Holze parenchymatische Zellen vor; so z. B. zeigt der Querschnitt von Lignum Quassiae Bänder solchen Holzparenchyms. Von der Form abgesehen zeichnen sich die parenchymatischen Holzzellen im Gegensatze zu den trachealen (prosenchymatischen) auch dadurch aus, dass sie Oxalatkrystalle oder Stärkekörner, auch wohl Gerbstoff und Chlorophyll enthalten. Die axial verlängerten Zellen des Libriform können durch später eintretende Quertheilung auch ein parenchymatisches Aussehen gewinnen (Fig. 60). Aber sie unterscheiden sich von dem wirklichen Holzparenchym dadurch, dass die zarten Querwände in der ursprünglichen starken gemeinsamen Wand stecken.

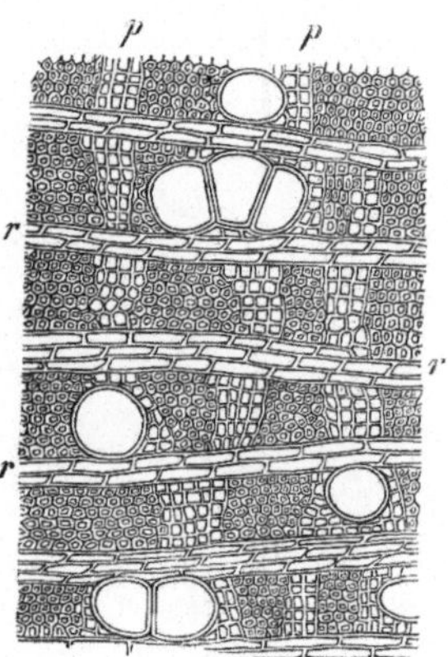

Fig. 61.

In Lignum Quassiae und den übrigen Fällen, wo Holzparenchym auftritt, laufen dessen Bänder quer von Markstrahl zu Markstrahl (Fig. 61) und durchschneiden den ganzen Holzkörper in zahlreichen genäherten concentrischen Ringen. Durch ihre weiteren, nicht verdickten Zellen contrastiren sie auf das bestimmteste von den Zonen, welche die grossen Gefässe umgeben von Libriform enthalten, so dass man bei der eben genannten und andern von tropischen Bäumen stammenden Holzarten Jahresringe zu sehen glaubt. Allein schon der Querschnitt belehrt bald, dass diese Parenchymbänder nicht in sich zurücklaufende concentrische Ringe bilden

---

61) Querschnitt aus Lignum Quassiae jamaicense; die zweireihigen oder dreireihigen Markstrahlen r durch Querbänder von Holzparenchym p verbunden.

und noch deutlicher erweisen sie sich auf dem Längsschnitte als parenchymatisches Gewebe, daher wir sie als Scheinringe bezeichnen. Nach beiden Richtungen hin unterscheiden sich in der That die wahren Jahresringe der einheimischen Stämme. Sie bestehen aus concentrischen ringsum laufenden Kreislinien und enthalten dieselben Holzzellen wie das zwischen ihnen liegende Gewebe. Eine Verschiedenheit ist nur insoweit vorhanden, als die im Herbste angelegten Schichten des Holzes aus weit engeren Zellen gebaut sind. Die dem Frühjahre entsprechenden Zellen erscheinen besonders im Querschnitte weiter, zumal in radialer Richtung. Sachs *) erläutert, dass die den Sommer hindurch einschrumpfende Rinde im Spätjahre einen bedeutenden Druck auf das Cambium ausübe und dadurch dem Wachsthum der neu entstehenden Zellen im Wege stehe. Im Frühjahr dagegen kann die safterfüllte Rinde sich selbst ausdehnen und wird nun schon ihrer Elasticität wegen geringern Widerstand leisten.

Die ganze so eben vorgetragene Schilderung des Xylems passt auf die Stränge der Dicotylen und Coniferen. In den Fibrovasalsträngen der Monocotylen und der Farne finden sich zwar dieselben Zellformen wieder, aber nothwendiger Weise in anderer Stellung, weil hier ein fortbildungsfähiges Cambium fehlt. Es entsteht daher kein Cambiumring, kein geschlossener von Markstrahlen (Xylemstrahlen) durchschnittener Holzkörper. Die Fibrovasalstränge der Monocotylen bleiben vielmehr isolirt, freilich oft in sehr geringen Abstanden im Grundgewebe zerstreut. In Rhizoma Caricis, Rh. Graminis, Radix Sarsaparrillae sind die Stränge zu festen geschlossenen Ringen geordnet, denen aber die Markstrahlen abgehen.

d) Der Phloëmtheil der Fibrovasalstränge entsteht in den Dicotylen und Coniferen an der Peripherie der Cambiumzone und ist ebenfalls aus axial gestreckten und aus parenchymatischen Zellen in sehr wechselnder Mischung und Folge gebaut. Unter den ersten Formen erinnern die Siebröhren und Gitterzellen an die Gefässe des Xylems; dem Libriform des letztern stehen die Baströhren (oben pag. 36) noch näher. Diese mehr oder weniger verdickten eigentlichen Bastzellen fehlen aber oft und sind ersetzt durch meist lang gestreckte zarte, saftige Zellen, welche man als

---

*) Lehrbuch der Botanik 1873, p. 563.

Cambiform bezeichnet. Gesellt sich zu dem Cambiform (welches ausserdem Siebröhren und Gitterzellen enthalten kann) reichliches parenchymatisches Gewebe, so tritt diese ganze Bildung, die als Weichbast zu unterscheiden ist, in bestimmten Gegensatz zu demjenigen Phloëmtheile, welchem die verdickten starken Baströhren ein eigenthümliches Gepräge verleihen.

Die unter *b)* erwähnten Markstrahlen durchschneiden das Phloëm als Fortsetzung der Xylemmarkstrahlen, verlieren sich aber oft unmerklich in das Grundgewebe. Radix Ipecacuanhae liefert ein Beispiel, wo sich Phloëm-Markstrahlen, (Phloëmstrahlen) und Grundgewebe nicht auseineinander halten lassen. Wo dieses dagegen deutlich der Fall ist, wird

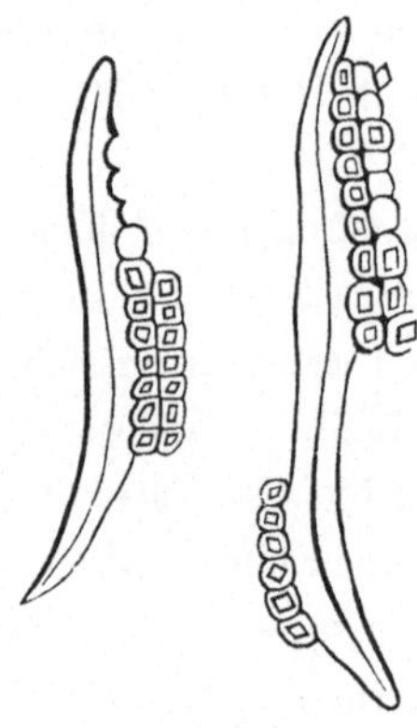

Fig. 62.

der Phloëmtheil als Bastschicht oder Innenrinde bezeichnet, namentlich dann, wenn er durch verdickte Baströhren ausgezeichnet, also nicht aus Weichbast gebildet ist. Diese Röhren bieten im Querschnitte durch Form und Anordnung brauchbare Anhaltspunkte für die Charakteristik mancher Drogen dar, in hohem Grade z. B. bei den Chinarinden.

Das Parenchym des Ploëms ist auf dem Querschnitte nicht immer leicht von dem Gewebe der Markstrahlen zu unterscheiden; besser gelingt dies auf dem Längsschnitte, wo der Verlauf der letztern sich deutlicher herausstellt. Oft ist das Bastparenchym merkwürdig durch Krystalle oder

---

62) Baströhren aus China alba Payta mit Eindrücken der benachbarten Krystallzellen.

Drusen von Calciumoxalat, welches seine Zellen einschliessen. Die letztern legen sich bisweilen so dicht an die Baströhren, dass sie an ihren Wänden Eindrücke hervorbringen, so z. B. in der von mir*) beschriebenen China alba (Fig. 62).

Aus den unter *c)* bereits entwickelten Gründen ist auch das Phloëm der Monocotylen und Farne weniger ausgeprägt als bei den Coniferen

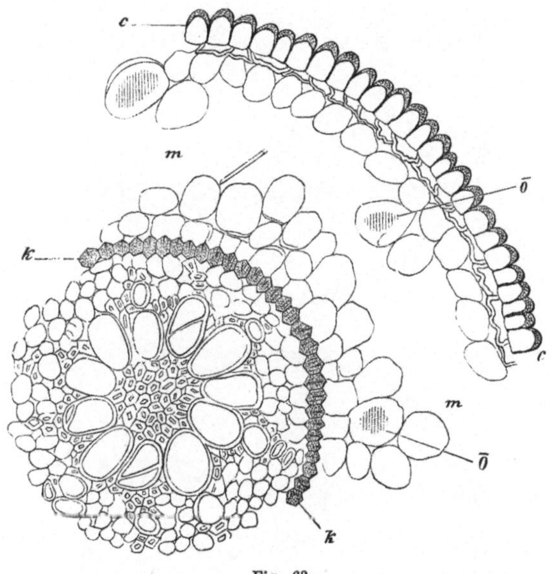

Fig. 63.

und Dicotylen. Oft ist es nur an der Peripherie der Stränge der erstern durch eine Schicht verholzter Prosenchym-Zellen vertreten.

e) Hier muss auch die Kernscheide, Gefässbündelscheide oder Schutzscheide zur Sprache kommen, welche in den Wurzelbildungen der Gefässkryptogamen, der Monocotylen und einiger Dicotylen vorkommt. In diesen Organen nämlich, wenigstens in den uns näher angehenden Fällen, ist die Gesammtheit der Fibrovasalstränge oder die über-

---

*) Im Neuen Jahrbuch für Pharmacie XXXVI (1871) 293.

---

63) Querschnitt einer Nebenwurzel des Rhizoma Veratri; c c Epiblema, m Grundgewebe, ō Krystallnadeln, k k Kernscheide.

wiegende Zahl derselben durch eine einzige Zellenreihe oder doch durch
eine im Querschnitte nur schmale Schicht, die Kernscheide, umschlossen

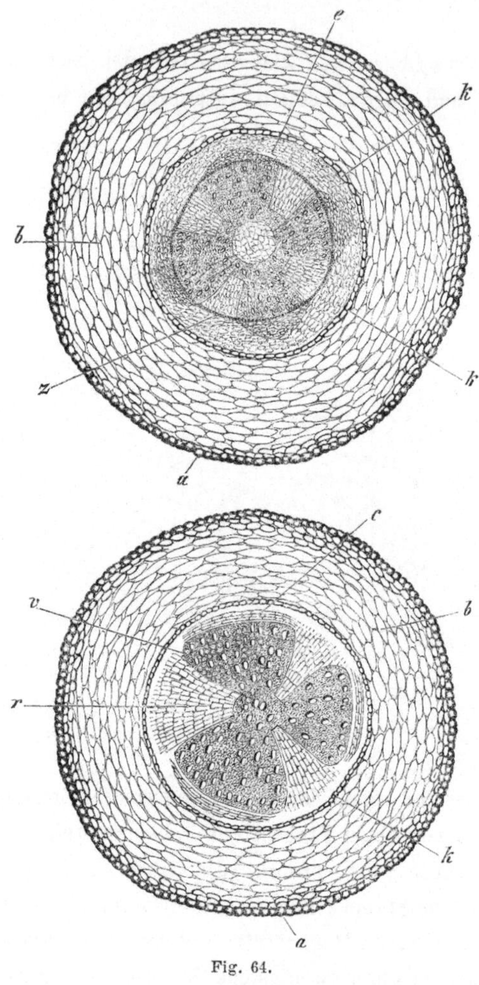

Fig. 64.

(Fig. 63). Sämmtliche Fibrovasalstränge stehen z. B. innerhalb der Kernscheide bei Radix Sarsaparrillae, Rhizoma Caricis, in den Nebenwurzeln

---

*64) Querschnitt durch Nebenwurzeln der Actaea spicata; a Epiblema, b Grund-
gewebe, c Phloëm, e Innenrinde, k Kernscheide, z Cambialstrang, r Markstrahlen,
v Xylem (Holzstrahl).*

ven Actaea spicata (Pig. 64), Aconitum (Fig. 65) Helleborus (Fig. 66), Serpentaria, Valeriana, Veratrum (Fig. 63.) Dagegen enthält bei Rhizoma

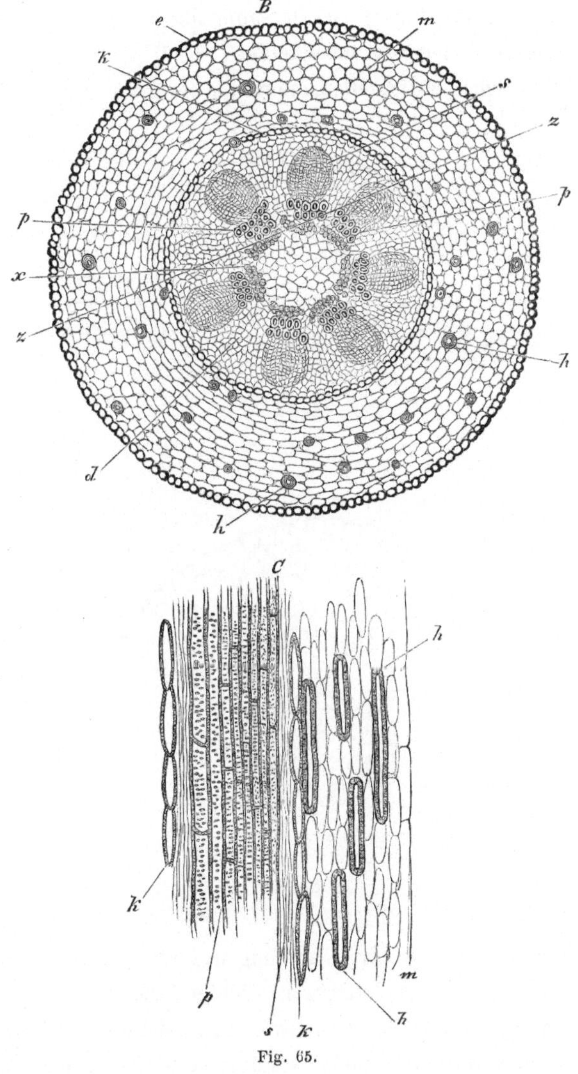

Fig. 65.

65) *Nebenwurzeln von Aconitum Napellus.* B *Querschnitt,* C *Längsschnitt in radialer Richtung;* e *Epiblema,* m *Grundgewebe,* h *Steinzellen,* k *Kernscheide,* p *Fibrovasalstrange,* a *Holzbundel,* s *Phloëm.*

Calami, Rh. Graminis, Rh. Iridis, Rh. Curcuma, Galangae, Zedoariae, Zingiberis auch das Grundgewebe ausserhalb der Kernscheide vereinzelte Fibrovasalstränge.

Die Kernscheide ist z. B. bei Sarsaparrilla aus primatischen, axial stark verlängerten Zellen zusammengefügt (Fig. 67), welche in der That eine Röhre oder Scheide darstellen, die mitten im Grundgewebe steckt und

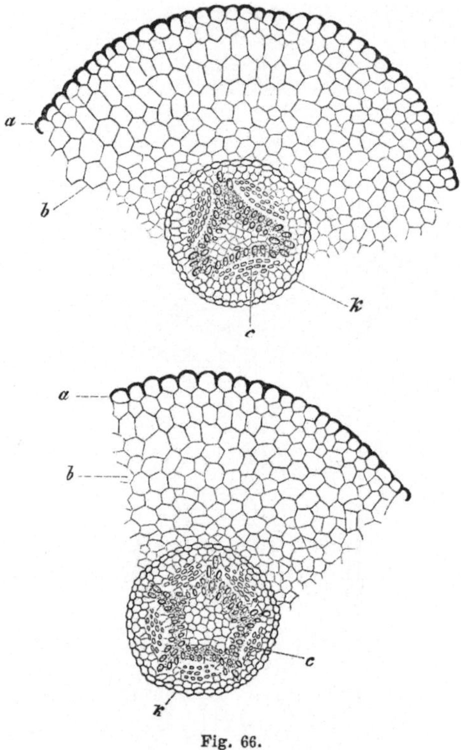

Fig. 66.

in ihrem Innern die Stränge birgt. In einigen Sarsaparrill-Sorten, auch in Rhizoma Graminis sind diese letztern als dichter Kreis an die Kernscheide gedrängt, in andern Fällen zerstreut, wie etwa bei Rhizoma Veratri, Rhizoma Caricis, oder noch weit mehr in Tuber Aconiti, oder es ist nur ein

---

66) *Nebenwurzeln aus Helleborus viridis*; a *Epiblema*, b *Grundgewebe*, c *centraler Fibrovasalstrang*, k *Kernscheide*

einziger centraler Strang vorhanden, wie in den Nebenwurzeln von Veratrum.

Nicht immer sind die Zellen der Kernscheide verlängert, sondern oft nahezu cubisch oder nur wenig gestreckt. Oft enthalten sie Amylum und werden alsdann mit dem Namen stärkeführende Schicht belegt.

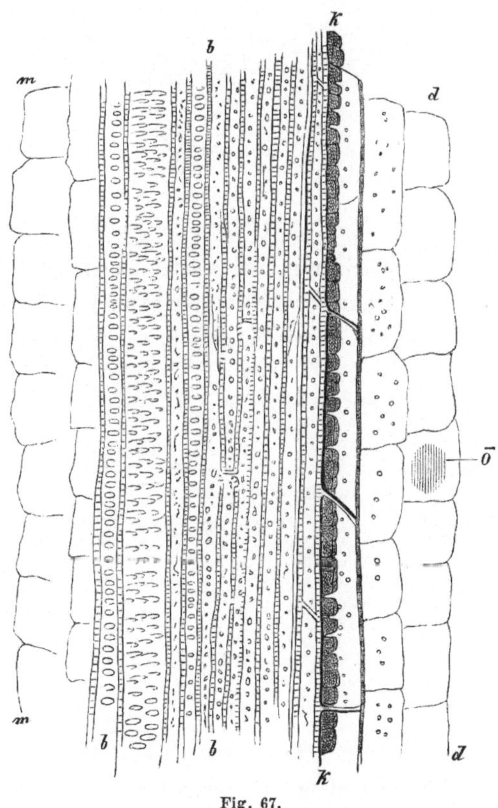

Fig. 67.

Die der Axe zugekehrten Wände der Kernscheide sind sehr gewöhnlich verdickt; auch bei den Seitenwänden ist dieses manchmal der Fall, so dass das Lumen, z. B. in der Sarsaparrilla von Vera-Cruz (Fig. 68) sehr beschränkt wird. Die Querschnitte dieser Kernscheidezellen sehen

---

67) *Radialer Längsschnitt aus der Kernscheide* k *der Sarsaparrilla;* d *Mittelrinde,* b *Fibrovasalstränge,* m *Mark,* ō *Calciumoxalat.*

daher je nach der Mächtigkeit der Verdickungsschichten verschieden aus und gewähren dadurch zur Erkennung der einzelnen Sorten einiger Drogen brauchbare Merkmale.

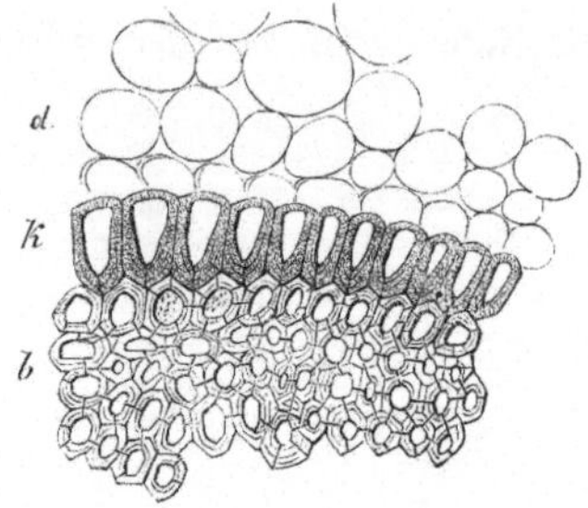

Fig. 68.

Während die Kernscheiden in den meisten angeführten Beispielen aus einer einzigen Reihe gleichartiger Zellen gebaut sind, weichen die Wurzelstöcke der Zingiberaceen iu dieser Hinsicht beträchtlich ab. In der That

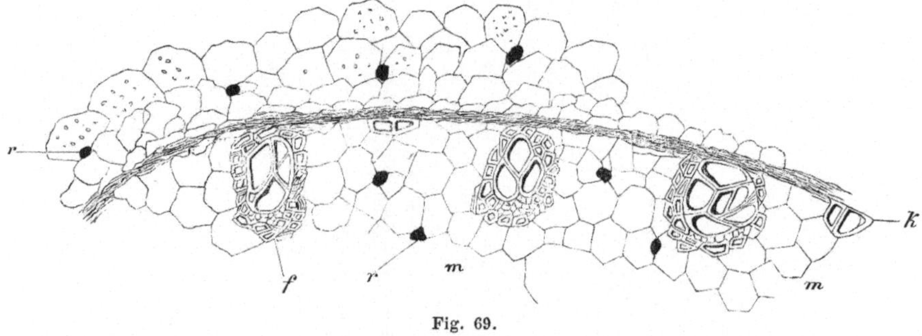

Fig. 69.

ist die Kernscheide von Rhizoma Curcumae, Rh. Galangae, Zedoariae und Zingiberis mehrreihig und nimmt Fibrovasalstränge in ihren Kreis auf (Fig. 69).

Zwischenräume in den Geweben.

Die Zellen des Hautsystemes, ausgenommen die Schliesszellen (oben pag. 53), diejenigen des Cambiforms, des Libriforms, des Cambiums und

---

68) *Querschnitt durch die Kernscheide der Vera-Cruz Sarsaparrilla.*

69) *Querschnitt durch die Kernscheide* k *des Rhizoma Galangae;* f *Fibrovasalstränge,* r *Harzzellen,* m *Grundgewebe.*

der Markstrahlen pflegen dicht zusammen gedrängt zu sein. Im Grundgewebe dagegen bleiben oft zwischen den Zellen sehr grosse Räume übrig, namentlich verdanken Organe, welche im Wasser leben, derartigen Intercellularräumen oder Lücken ihre schwammige Beschaffenheit. Hier sind dieselben mit Luft gefüllt, in andern Fällen aber lässt sich zwischen den Zellwänden eine meist quellungsfähige Substanz unterscheiden, welche der Hauptsache nach Pectin oder Schleim (Gummi) ist. Man hatte diese Stoffe als besondere von den Zellwänden ausgeschiedene Intercellularsubstanz aufgefasst und auf dieselbe auch die Scheide-

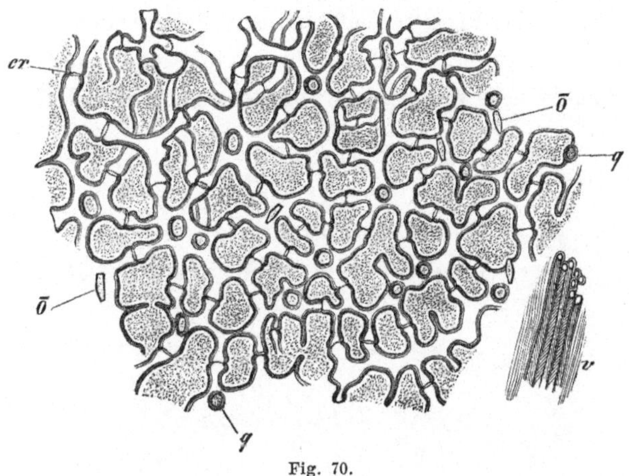

Fig. 70.

wand zurückgeführt, welche oft deutlich als Mittellamelle benachbarte Zellen trennt.

Die Vorstellung einer allgemein verbreiteten Intercellularsubstanz widerspricht aber der Annahme (pag. 30), dass die Zellwände ihr Wachsthum der Intussusception zu verdanken haben, was wir doch für bewiesen erachten müssen. Geht auch die Bildung der Zellhaut jeweilen von einem bestimmten plasmatischen Mittelpunkte aus vor sich (pag. 30 oben), so fliessen doch die Wände jugendlicher Zellen dergestalt zusammen, dass sich bei der ersten Anlage keine trennende Mittellinie erkennen lässt.

---

70) Aus dem Fruchtfleische von Cortex Aurantiorum; die grossen verzweigten Zellen an ihren Verbindungsstellen siebartig porös, z. B. bei c r q; *quer durchschnittene Zellenäste,* ō *unvollkommen ausgebildete grosse Oxalatkrystalle. Die punctirten Stellen sind die Luftlucken,* v *Fibrovasalstränge.*

Da die spätere Verdickung von Schichtung oder Schalenbildung begleitet ist, so liegt es dann allerdings nahe, eine Grenzlinie zwischen benachbarten Zellen zu erblicken, namentlich da, wo zugleich eine theilweise Umbildung der Zellwände in Schleim eintritt, wie z. B. bei Carrageen. Hier sieht es aus, als wären die Zellen von einer eigenen Schleimmasse umgeben, während es einfacher ist, letztere als Theil der Zellhaut aufzufassen, welche in ihren mittlern Schichten während des Dickenwachsthums jene Verwandlung erlitten hat.

Durch die Ausdehnung der Zellen, besonders wenn sie nur stellenweise eintritt, entstehen Spannungen, welche zwischen benachbarten verwachsenen Zellen Risse herbeiführen, aus deren Erweiterung die Intercellularräume hervorgehen. Diese können in Folge einseitigen Wachsthums der Zellen sehr verschiedene Formen annehmen und an räumlichem

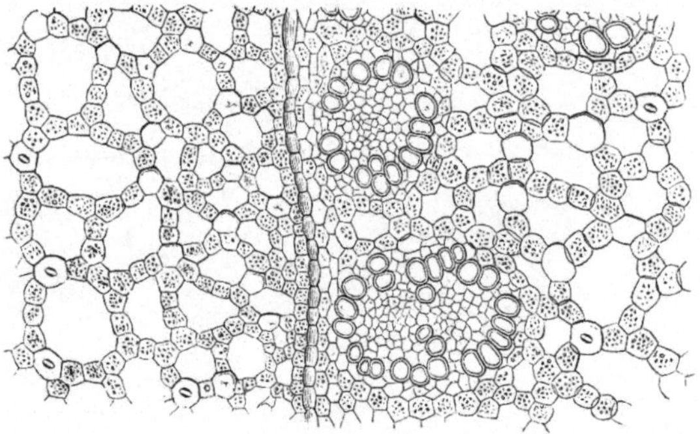

Fig. 71.

Inhalte schliesslich die Zellen selbst bei weitem übertreffen. Ausgezeichnete Beispiele hierfür liefert das mittlere Gewebe der Fructus Aurantiorum (Fig. 70), die Mittelrinde von Rhizoma Calami (Fig. 71), ein Theil des innern Gewebes der Gewürznelken (Fig. 72.).

Die bereits geschilderten Spaltöffnungen gehören als Mündungen der Intercellularräume (Fig. 73) unter die manigfaltigen besondern Entwickelungsformen der letztern. Eine nähere Erörterung derselben ist für unsere Zwecke nicht geboten, so lehrreich sie auch von einem allgemeinen Standpunkte aus erscheint.

---

71) *Rosenkranzförmiges Gewebe aus Rhizoma Calami. Querschnitt durch die Kernscheide; o Oelzellen.*

Eine andere Classe von Intercellularräumen ist mehr durch ihren Inhalt als durch ihre Form von hervorragender Bedeutung, nämlich die Balsamgänge, Harzgänge und Oelräume.

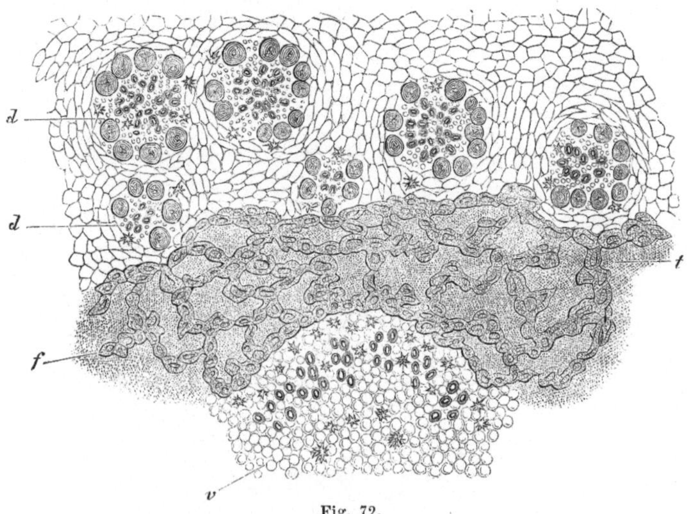

Fig. 72.

Die Bildung dieser Behälter lässt sich in den an derartigen Beispielen sehr reichen Familien der Umbelliferen, Compositen, Coniferen zurückführen auf die Entstehung, Erweiterung und Verlängerung von Intercellu-

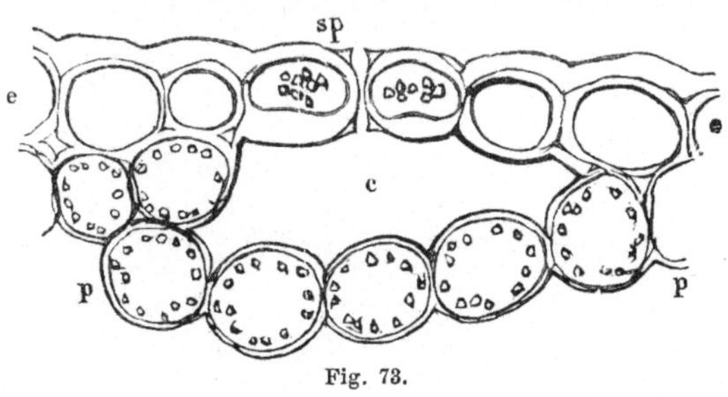

Fig. 73.

---

72) *Querschnitt durch Caryophylli, innere Gewebe.* f *lockere verzweigte durch grosse Luftlücken* t *unterbrochene Zellen,* d *Fibrovasalstränge,* v *centraler Fibrovasalstrang.*

73) *Querschnitt durch das Blatt von Polystichum Filix mas (Dippel)* sp *Spaltöffnung,* e *Epidermis,* p *Parenchym,* c *Luftlücken*

6*

larräumen. Sehr häufig weichen 4 Zellen g g g g in der Region, wo sie zusammentreffen, (Fig. 74) auseinander.

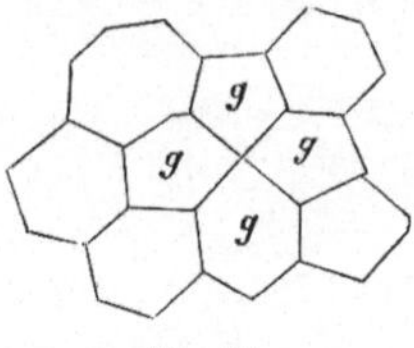

Fig. 74.

Die anfangs (Fig. 75) noch mit convexen Wänden in den Harzgang hineinragenden Grenzzellen g weichen zurück (Fig. 76) und erleiden

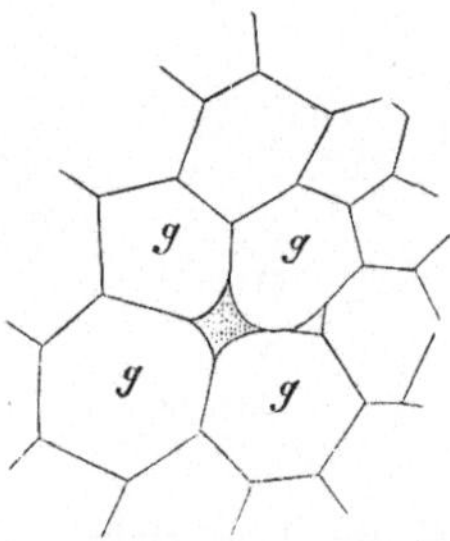

Fig. 75.

mehr und mehr eine Abplattung in radialer Richtung (Fig. 77. 78). Zu gleicher Zeit tritt in den Grenzzellen, häufig auch noch in der weitern Um-

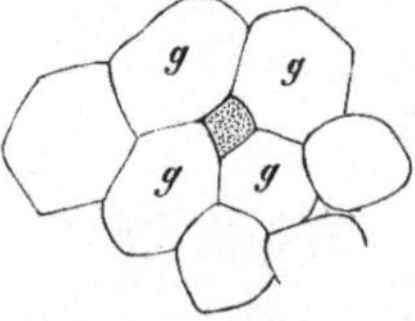

Fig. 76.

gebung der Gänge Neubildung der Zellen durch Theilung der ältern Zellen ein (Fig. 79, 80), so dass schliesslich der ausgebildete Harz- oder Balsamgang von einem besonderen Gewebe umgeben ist (Fig. 81).

---

74) *Vier Grenzzellen* g g g g, *in Fig. 75 auseinanderweichend; in 76 äussert der so entstandene Intercellulargang einen Druck auf die Grenzzellen.*

Im Längsschnitte durch die Gänge, welche uns hier näher angehen, ist eine Verästelung derselben nicht ersichtlich, so dass sie nicht ein Ge-

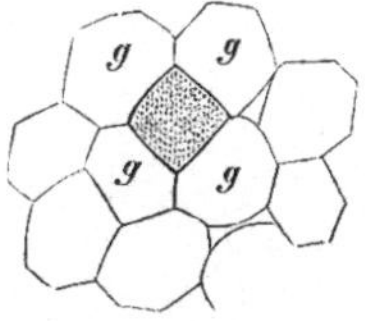

Fig.77.

fässystem darstellen, wie die Milchsaftschläuche mancher Pflanzen, z. B. Fig. 20 oben. Diese einfachere Form der Harzgänge entspricht eben ihrer Entstehungsweise. Doch schliesst dieselbe nicht aus, dass die Gänge mit-

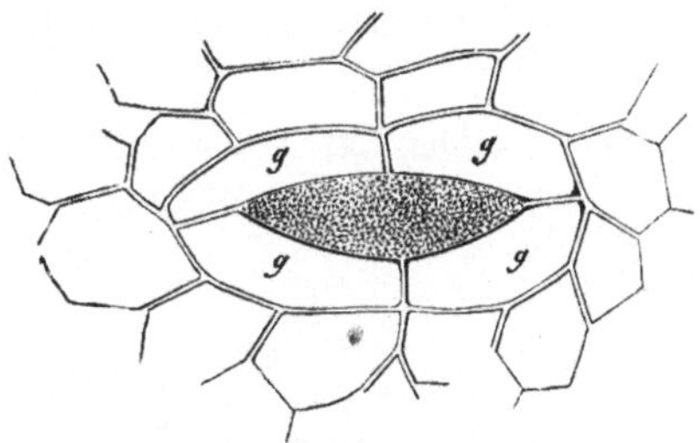

Fig. 78.

unter beträchtliche Länge erreichen (Fig. 81), wie etwa in der Sumbul-wurzel (Fig. 82) oder in Rhizoma Imperatoriae. Eine verhältnissmässig

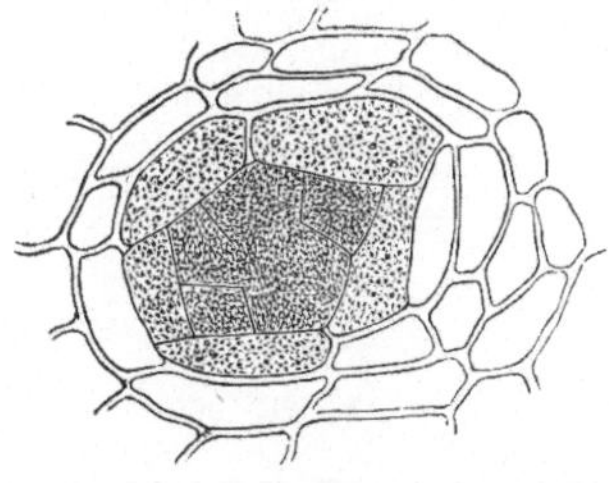

Fig. 79.

77) *Anfang der Abplattung der Grenzzellen, welche in Fig. 78 stark radial zusammengedrückt sind; nach Müller.*
79) *Anfang der Neubildung von Zellen in den Grenzzellen (Müller).*

riesige Entwickelung gewinnen die Balsamgänge in den Stämmen der Copaifera-Arten. Diese Bäume enthalten den Copaivabalsam in zollweiten Canälen, welche den Stamm oft der ganzen Länge nach durchziehen, so

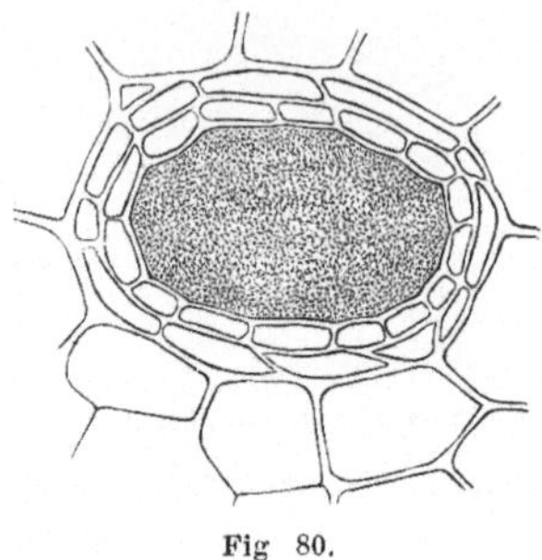

Fig 80.

dass ein einziger nach dem Anbohren in kurzer Zeit pfundweise Balsam zu liefern vermag.

In manchen sehr ölreichen Geweben sind hingegen die Oelräume nicht gestreckt, sondern von einfach kugeliger oder ovaler Form, so in

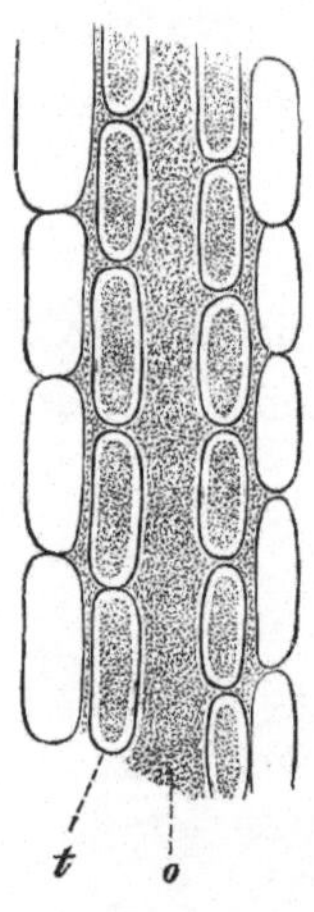

Fig. 81.

80) *Rings um den zum Oelraume erweiterten Intercellulargang ist eine Schicht tafelförmiger Tochterzellen entstanden. Querschnitt durch einen Wurzelast von Inula Helenium (Müller).*

81) *Mittleres Stück eines Oelraumes aus Rhizoma Arnicae im Längsschnitte; o Oelraum, t Tochterzellen, noch nicht abgeplattet.*

Caryophylli, Cubebae, in Macis. Die erstern geben gegen 20 pC, die Cubeben bis über 12, Macis etwa 7 pC ätherisches Oel, was sich aus der sehr grossen Zahl der Oelräume wohl erklärt; diese Beispiele dürfen als Maxima des Gehaltes an ätherischem Oele in Drogen angesehen werden.

Während der Längsschnitt z. B. durch die Wurzelbildungen der Compositen und Umbelliferen weder eine regelmässige Anordnung, noch eine Verbindung der Balsamgänge unter sich erkennen lässt, tritt auf dem

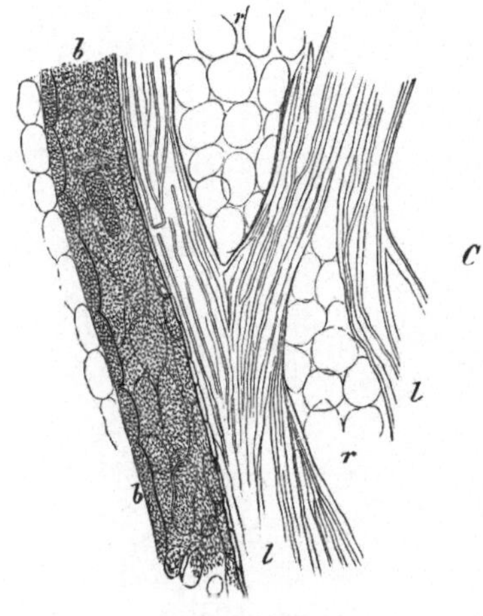

Fig. 82.

Querschnitte nicht selten eine Gesetzmässigkeit in der Stellung jener Behälter entgegen. Der Wurzelstock der Arnica z. B. zeigt vor jedem Fibrovasalbündel (Holzstrahl) einen grossen Balsamgang (Fig. 83.) Aehnliche Anordnung lässt sich in Radix Angelicae, Rhizoma Imperatoriae u. s. f. nachweisen, obwohl sie oft im Laufe der nicht immer ganz gleichmässigen Entwickelung in Folge von Zerrung der einzelnen Gewebe gestört wird.

Hand in Hand mit den eben geschilderten organischen Bildungen vollziehen sich in der Umgebung der Gänge chemische Processe, welchen die Harze, ätherischen Oele und Schleimarten, ihren Ursprung und auch die besondere Form verdanken, die sie zum Uebertritte in die eben

---

82) *Längsschnitt aus der Rinde von Radix Sumbul;* r *Markstrahlen,* l *Phloein (Baststrang),* b *Oelgang (das unter demselben liegende Parenchym sichtbar).*

geschilderten Intercellularräume befähigt. Die Harze nämlich sind entweder als „Balsame" oder „Terpenthine" in ätherischen Oelen gelost oder durch Schleim (Gummi) emulgirt. In diesen Formen erst sind sie im Stande, durch die Zellwände nach den für ihre Aufnahme angelegten Gängen zu

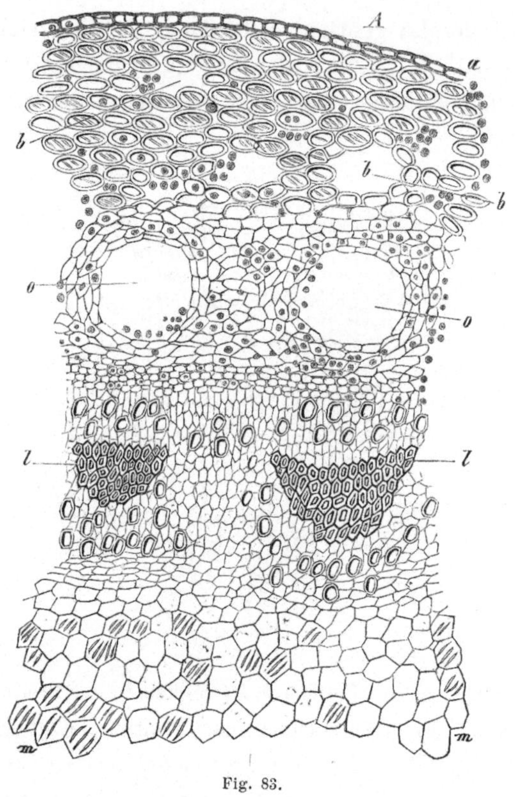

Fig. 83.

wandern. So klar auch diese Entstehungsweise der hier betrachteten Zellenformen und Gewebe dargelegt worden ist,*) so wenig ist doch die

*) Besonders von Muller in Pringsheim, Jahrb. fur wissenschaftl. Botanik 1866. pg. 26 u. a. des Separatabdruckes. — Siehe auch Frank, Beitrage zur Pflanzenphysiologie Lpzg. 1868. 120. 123.

83) Stück des Querschnittes aus dem unterirdischen Stamme von Rhizoma Arnicae. Vor jedem Xylemstrahl (Holzbündel) l ein sehr grosser Oelraum o, b durch

chemische Seite dieser Erscheinungen aufgehellt. In manchen Fällen scheint Harz und ätherisches Oel aus Amylum zu entstehen; wenn dieses mit einiger Wahrscheinlichkcit erschlossen werden darf, so drängt sich mit gleichem Rechte die Vermuthung auf, dass unter Umständen auch die mit dem Amylum in Betreff der Zusammensetzung übereinstimmende Cellulose eine gleiche Umbildung zu erleiden befähigt sei. Jedenfalls ist z. B. bei den gewaltigen Oelräumen in den Fruchtschalen der Citrusarten eine Auflösung von Zellwänden ersichtlich.*)

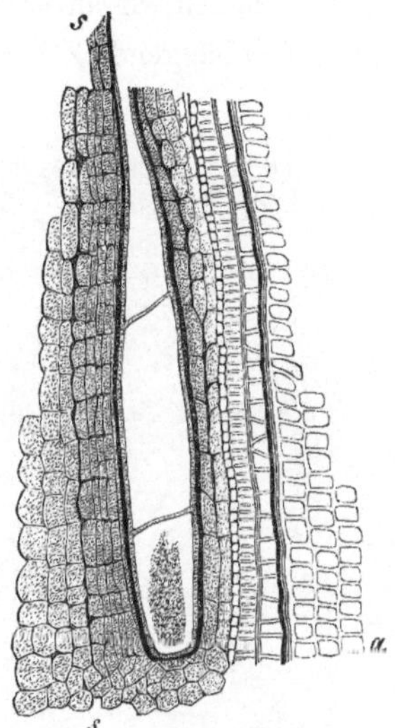

Fig. 84.

Noch weniger ist eine solche bei den schon erwähnten Stämmen von Copaifera abzuweisen, wie aus Beobachtungen Karsten's**) hervorgeht.

Nach Frank's Untersuchung†) scheinen die für viele Umbelliferen-

---

*) Sachs, Lehrb. der Bot. 1873. 117.
**) Bot. Zeitung XV. (1857) 316.
†) Beitr. z. Pflanzenphysiologie 128.

Zerrung des Grundgewebes entstandene Lücken, a Wurzeloberhaut (Epiblema), m Mark. — Die Zellen des Grundgewebes spiralig gestreift; ausgetretene Oeltropfen in der Umgebung der Oelräume.

84) Längsschnitt durch einen Oelgang aus Fructus Foeniculi mit Querwänden. s dunkelbraunes verwitterndes korkartiges Gewebe, a Sameneiweiss.

früchte so charakterischen Oelräume oder Striemen, Vittae, erst durch das in ihnen auftretende ätherische Oel auseinander getrieben zu werden, während die Balsamgänge der Umbelliferenwurzeln die durch Fig. 74 bis 83 erläuterte Anlage darbieten. Allein in manchen jener Früchte zeigen die Oelstriemen auch Reste von Querwänden (Fig. 84), welche vermuthlich doch eine Auflösung ursprünglicher Grenzzellen andeuten. Das verwitterte Aussehen der Gewebe, welche z. B. in Fructus Carvi, Fructus Foeniculi u. s. w. die Oelstriemen umgeben, spricht auch wohl hierfür. In Fructus Conii finden wir ausnahmsweise nicht Oelstriemen, sondern eine ganz zusammenhängende Zellschicht (Fig. 85) als Sitz

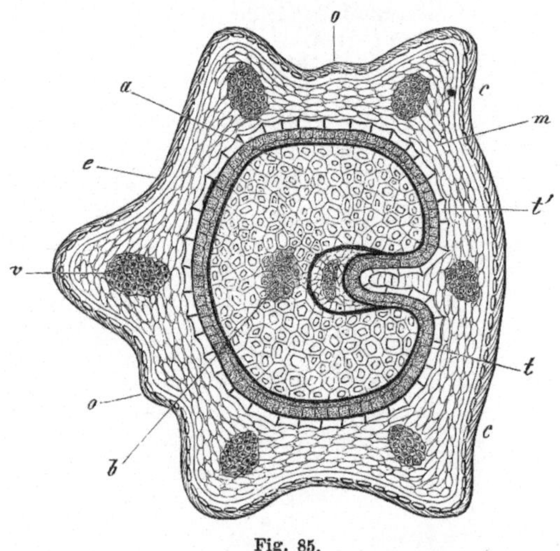

Fig. 85.

des ätherischen Oeles und des Coniins. Im Längsschnitte (Fig. 86) gesehen, stellt sie stockwerkartig übereinander gebaute Zellen dar; wurden ihre Querwände verschwinden, so hätte man das Bild eines Oelganges. Eine solche Auflösung der Querwände tritt aber in Fructus Conii nicht ein.

Höchst bemerkenswerth sind die Intercellularräume im Grundgewebe des Wurzelstockes und im Blattparenchym von Aspidium Filix mas

---

85) *Querschnitt durch Fructus Conii;* a *Sameneiweiss,* b *Embryo,* c c *Fugenfläche (commissura),* e *Epidermis und Cuticula,* m *Grundgewebe,* t' *innerste Schicht desselben,* t *Zellenschicht, welche ätherisches Oel und Coniin enthält,* o *Thalchen (vittae),* v *Rippen (costae), von Fibrovasalsträngen durchzogen.*

(Fig. 87), welche von H. Schacht*) aufgefunden worden sind. Die Gesammtheit der Grenzzellen dieser Lücken nimmt nicht eine besondere Form an, sondern einzelne wenige derselben wachsen durch Ausbuchtung der zarten Wand an einer oder an zwei Stellen kugelig in den Hohlraum hinein. Die so entstandene Tochterzelle wird alsbald durch eine Querwand abgegrenzt und erhebt sich kopfig („Zottenkopf" Hanstein's) auf einem Stielchen über die Mutterzelle. So erinnern diese Drüsenzellchen nun an die einfachern der oben (pag. 52 Fig. 33 a) geschilderten ölbildenden Trichome der Labiaten. In der Farnwurzel enthalten die Drüsen in ihrer kopfigen Endzelle

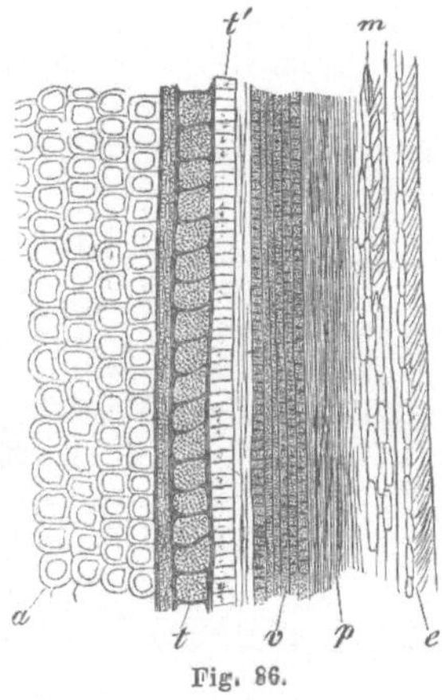

Fig. 86.

anfangs Plasma, worin nach kurzem grünliche Oeltropfen auftreten, welche zuletzt auf die Oberfläche der Drüse herausdringen und sie als dünne grünliche Schicht umhüllen. Diese Aussonderung besteht der Hauptsache nach aus der eigenthümlichen, bei längerer Aufbewahrung unter Glycerin in langen Nadeln krystallisirenden Filixsäure; ätherisches Oel fehlt hier oder ist doch nur in sehr geringer Menge vorhanden. Solche intercellulare Drüsen habe ich auch noch im (nicht officinellen) Wurzelstocke des Aspidium spinulosum Swartz getroffen; den übrigen Farnen unserer Gegenden gehen sie ab.

———————

*) Pringsheim's Jahrb. f. wissenschaftl. Bot. III. (1863) 352.

—————————————————————————————

86) *Längsschnitt durch die Coniïnschicht* t *der Fig. 85. — Bedeutung der Buchstaben wie in 85.*

In dem Kreise unserer Aufgabe kommen Gänge, welche nur Schleim (Gummi) allein führen, nicht vor; die Behälter, welche z. B. in Cortex Ulmi, in Cortex Cinnamomi oder in Radix Althaeae mit Schleim gefüllt

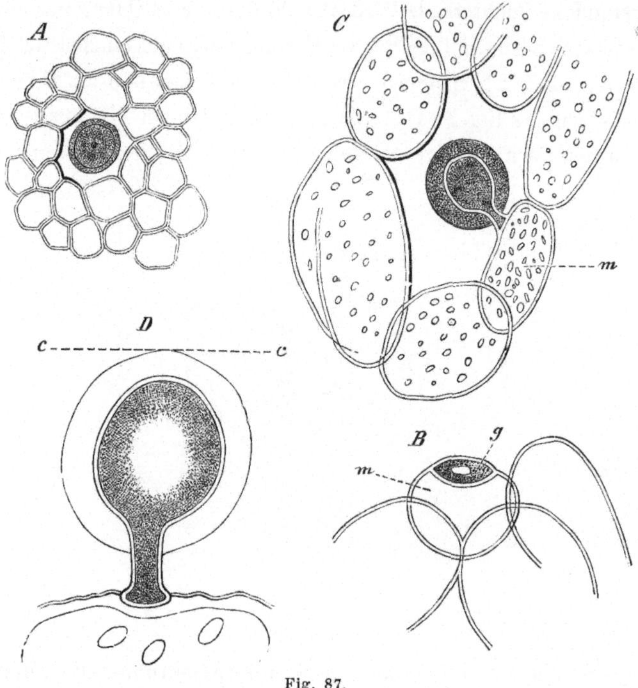

Fig. 87.

sind, stellen sich als Zellen mit eigener Wandung dar, die nicht immer viel umfangreicher sind als die benachbarten Stärke enthaltenden Paren-

---

87) *Aus dem Grundgewebe des unterirdischen Stammes von Filix mas, nach Schacht.*
  A *Intercellularraum aus jüngerem Gewebe, in der Mitte eine von oben gesehene mit grünem Exsudat übergezogene Drüse zeigend.*
  B *Längsschnitt durch eine Wandzelle m des Intercellularraumes, aus welcher die Drüse g durch Ausstülpung herauszuwachsen beginnt.*
  C *Längsschnitt durch die mit Stärkemehl gefüllte Mutterzelle m, aus welcher sich die von einem Stielchen getragene Drüse als Tochterzelle in den Intercellularraum hineinstreckt. Die Tochterzelle hat ihren grünen Inhalt (wie in A von oben schon dargestellt) auf die Oberfläche treten lassen.*
  D *Einzelne Drüse stärker vergrössert, von ihrem Ueberzuge bis auf ein zartes Häutchen c c durch Auskochen mit Alcohol befreit.*

chymzellen. Wo eine Verflüssigung von Zellwänden durch Schleimbildung stattfindet, entstehen höchstens unregelmässige Lücken des Gewebes.

In den Stengeln von Gramineen, Umbelliferen, in Dulcamara, finden, sich ansehnliche Lücken, welche durch Zerreissung des zarten Markes entstehen, das in seiner Entwickelung mit dem Dickenwachsthum der Axe nicht Schritt zu halten vermag. Aehnlich verhalten sich die Markstrahlen der Radix Bardanae und Rad. Carlinae, auch diejenigen in der Rinde (im Phloëm) von Rhizoma Arnicae, von Radix Levistici, R. Pimpinellae; vermuthlich gehören ihrer Entstehung nach auch die weiten Lücken hierher, welche das Grundgewebe der Rinde von Rhizoma Caricis auszeichnen. In den genannten Drogen fehlen diese Lücken niemals; ihrer Natur nach unterscheiden sie sich, wie angedeutet, von den Intercellularräumen. Wie es sich mit den sehr grossen regelmässig geordneten Hohlräumen in den Randwülsten der Siliqua dulcis verhält, wäre noch zu ermitteln.

Chemische Zusammensetzung der Zellwände.

Die Zellwand besteht, wie schon hervorgehoben, aus Cellulose, welche aber Wasser und anorganische Verbindungen in sehr wechselnden Mengen einschliesst. Bei Zellen, welche reich an Protoplasma sind, wird auch davon die Zellhaut etwas aufnehmen. Die procentische Zusammensetzung der Cellulose an sich bleibt immer gleich, wie zahlreiche Analysen*) darthun, nicht aber ihre Eigenschaften. Ganz abgesehen von den Einlagerungen, deren Beseitigung oft nicht ausführbar ist, zeigt sich die Zellhaut junger zarter Gewebe verschieden von der Cellulose der stark verdickten Wände. Sie kann in Wasser, wenigstens in heissem, löslich sein, durch Jodwasser blau gefärbt werden und sich in Kupferoxydammoniak mit Leichtigkeit auflösen, Eigenschaften, welche z. B. derjenigen Celluloseform zukommen, welche aus Cetraria islandica erhalten wird und als Flechtenstärke, Amylocellulose oder Lichenin bezeichnet worden ist.†) Jene Eigenschaften fehlen der Cellulose wie sie z. B. im Sclerenchym (pag. 41 oben) vorliegt, es mangelt aber nicht an Uebergangsstufen. Die Baumwolle mag als eine solche, ausserdem als eine der reinsten Formen der Cellulose be-

---

*) Gmelin   Organische Chemie IV. 578—581.

†) Vergl. meinen Aufsatz über Stärke und Cellulose im Archiv der Pharmacie 196 (1871) 27.

trachtet werden. Sie wird von der Kupferlösung leicht aufgenommen, nicht aber von kochendem Wasser, und färbt sich blau, wenn sie mit Jod (in Jodkaliumlösung) getränkt und dann mit wenig concentrirter Schwefelsäure schwach befeuchtet wird.

· Die fadenförmigen Zellen (Hyphen) der Pilze, welche gleichfalls verhältnissmässig reine Cellulose darstellen, nehmen selbst nach dieser Behandlung nicht oder doch nur in einzelnen Ausnahmsfällen blaue Farbe an und lösen sich nicht in Kupferoxydammoniak, oder erst nachdem sie durch eingreifende Wirkung der Chlorsäure aufgeweicht werden. Ferner scheint die Cellulose der Pilze, wenigstens das Gewebe des Polyporus officinalis, mit Salpetersäure nicht eine der Schiessbaumwolle entsprechende Verbindung zu liefern. Auch die Cellulose in der Form der Cuticula zeigt sich den chemischen Agentien gegenüber weitaus widerstandsfähiger als zarte Zellwände.

Als reine Cellulose ist hiernach die Zellhaut zu betrachten, welche die Zusammensetzung $C^{12} H^{20} O^{10}$ darbietet und an die gewöhnlichen Lösungsmittel, wie mässig verdünnte Säuren, Aether, Alkalien, Alkohol, Wasser, nichts abgibt. Aber mit Rücksicht auf die in kaltem oder doch in heissem Wasser löslichen Modificationen ist schon diese durftige Definition zu streng.*) — Das specifische Gewicht der in Wasser unlöslichen Cellulose ist höher als das des Wassers; durch eingeschlossene Luft wird es aber so verringert, dass z. B. der Kork der Korkeiche auf Wasser schwimmt. Bei manchen andern Geweben ist dies nur der Fall, bis die Luft durch Wasser daraus verdrängt ist, was bei Kork schwer hält. Guaiakholz, wenigstens das Kernholz, ist so wenig lufthaltig, dass es sofort einsinkt.

Ohne Aenderung der Zusammensetzung vermag die Cellulose in Schleim überzugehen, welcher von derselben durch Löslichkeit oder doch weit grössere Quellbarkeit in Wasser und Unlöslichkeit in Kupferoxydammoniak verschieden ist. Der Schleim verbindet sich mit Jod nicht und liefert durch anhaltendes Kochen mit Salpetersäure Schleimsäure, während aus der Cellulose bei gleicher Behandlung Oxalsäure entsteht. Die Umwandlung in Schleim zeigen die Markstrahlen des Traganthstrauches, die Zellwände in Carrageen, die Zellen der Epidermis bei Semen Lini, Semen Cydoniae, Semen Sinapis. In einigen Fällen, wie z. B. bei Cydonia,

---

*) Vergl. weiter meinen Aufsatz: Ueber Starke und Cellulose am angef. Orte.

Salep, behält der Schleim die Fähigkeit, sich nach Behandlung mit Schwefelsäure durch Jod röthlich bis blau zu färben und steht hierin der Cellulose noch um eine Stufe näher. Damit ist aber keineswegs gesagt, dass die Schleime immer aus Cellulose hervorgehen. In Semen Cydoniae, Sem. Lini, Sem. Sinapis albae, auch in den Samen von Plantago Psyllium findet man vor der Reife und vor dem Auftreten des Schleimes in den betreffenden Zellen Amylumkörner, welche nachher verschwinden, was höchst wahrscheinlich in bestimmter Beziehung zur Schleimbildung steht.

Es darf nicht übersehen werdeu, dass die Schleime nicht reine Körper sind. Immer enthalten sie reichliche Mengen anorganischer Stoffe, bisweilen auch Stickstoff. Traganth hinterlässt bei der Verbrennung 3 pC. Asche. Im Carrageenschleime z. B. habe ich selbst nach wiederholter Reinigung immer noch 16 pC. Aschenbestandtheile und 0,88 pC. Stickstoff gefunden, welche etwa 6 pC. Eiweiss entsprechen würden*).

Vermuthlich sind diese Bestandtheile Ueberreste des Protoplasmas; Leinsamen- und Quittenschleim verhalten sich ähnlich und können nur durch sehr oft wiederholte Fällung mit Alcohol aus wässeriger Lösnng von anorganischen und stickstoffhaltigen Beimengungen befreit werden.

Die anorganischen Bestandtheile der Pflanzen sind sowohl den Zellwänden eingelagert als auch dem Inhalte der Gewebe; zunehmender Verdickung und Festigkeit der Zellwände entspricht keineswegs ein höherer Gehalt an unverbrennlichen Stoffeu, wenigstens möchten die folgenden Zahlen von vornherein einer solchen Vermuthung im Wege stehen. Das bei 100° getrocknete zarte luftführende Gewebe der geschälten Coloquinthen gab mir 11 pC. Asche, die Samen nur 2,7; Quassiaholz von Surinam liefert 3,6 pC. Asche, seine Rinde 17,8. Das so ausnehmend dichte, fast nur aus starken Holzzellen bestehende Guaiakholz gibt doch kaum 1 pC. Asche und sehr häufig enthalten Blätter über 10 pC. anorganischer Bestandtheile, Folia Stramonii bis 17, Tabaksblätter bisweilen gegen 27 pC. auf bei 100° getrocknete Substanz bezogen. Die Menge der Asche hängt, wie sich von selbst versteht, mit der Function der betreffenden Organe zusammen.

Bei der Einäscherung ganzer Pflanzen oder Gewebe lässt sich nicht

---

*) Wiggers-Husemann'scher Jahresbericht der Pharm. 1868. 33. — Ueber viele andeie Schleimarten zu vergl. Frank, Pringsheim's, Jahrb. fur wissenschaftliche Botanik V. (1866) 161

entscheiden, wie viel des Rückstandes von der Cellulose herrührt. In der
Baumwolle haben wir eine Form der Cellulose, welche beinahe frei von
anorganischen Stoffen ist*), während sich für andere Fälle ein hoher Gehalt an anorganischen Körpern in der Zellwand darthun lässt. Man darf
zu diesem Ende nur Stückchen von rauhen und starren Blättern mit wenig
concentrirter Schwefelsäure erwärmen, die Säure verjagen und den Rückstand auf Platinblech oder auf einem sehr dünnen Deckgläschen weiss
brennen**), so bleibt eine Asche zurück, welche die Formen des Zell-
gewebes wiedergibt. Diese unverbrennlichen Stoffe mussten also gleichmässig durch die Zellwand verbreitet gewesen sein, was schon aus dem
Begriffe der Intussusception (pag. 30) folgt.

Unter diesen sogenannten Aschenbestandtheilen ist meistens der
Kalk vorherrschend, häufig auch die Kieselerde, daher die eben erwähnten Aschenreste als Kieselskelette bekannt sind. Ausserdem sind
Magnesium, Kalium, Natrium, Eisen, so wie Chlor, Phosphorsäure und
Schwefelsäure wohl in allen Pflanzenaschen vorhanden. Mangan ist weit
weniger allgemein verbreitet, findet sich aber verhältnissmässig reichlich
in den aromatischen Drogen aus der Familie der Zingiberaceen. Es genügt, einen einzigen Samen der Cardamomen oder ein noch kleineres
Stückchen ihrer Fruchtkapsel auf einer aus Platindraht gebogenen Oehse
in der Oxydationsflamme eines einfachen Weingeistlämpchens einzuäschern
und, nöthigenfalls mit etwas Soda, zu schmelzen, um eine durch mangan-
saures Alkali grün gefarbte Perle zu gewinnen. Ebenso verhalten sich
die Wurzelstöcke aus dieser Familie.

In neuerer Zeit ist Silicium künstlich an Stelle des Kohlenstoffes
in organische Verbindungen eingeführt worden; darauf wurde schon die
Vermuthung gestützt†), das in der Zellwand enthaltene Silicium möchte
dort in Form organischer Verbindung vorhanden sein.

Die Gewinnung der Asche zum Zwecke der Wägung ist oft nicht
ganz leicht, indem manche Pflanzentheile und besonders die Ausscheidungs-
stoffe, wie Gummi, Harz, Zucker nur sehr allmalig vollkommen verbrennen.

---

*) Die ausgesuchteste weisse Baumwolle bei 100° getrocknet, gab mir nur
1,12 pC. Asche.

**) Noch besser gelangt man zum Ziele, wenn die Verbrennung auf Platin-
blech im Sauerstoffstrome ausgeführt wird.

†) Berichte der Deutschen chemischen Gesellschaft 1872. 568.

Die Einäscherung lässt sich sehr beschleunigen, wenn die zu untersuchenden Gegenstände in einem Verbrennungsrohre auf einer aus Platinblech gebogenen Rinne im Sauerstoffgase erhitzt werden. In einfacherer Weise, wenn auch langsamer, erreicht man das gleiche Ziel, wenn man die verkohlte Substanz mit Wasser tränkt, vorsichtig wieder trocknen lässt und nochmals erhitzt. Das Wasser führt die löslichen Salze weg, wodurch nachher der Zutritt der glühenden Luft zu der Kohle begünstigt wird. Wenn dieses Verfahren mehrmals wiederholt wird, so gelingt es in den meisten Fällen, zuletzt einen von Kohle freien Rückstand zu erhalten. Allzu hohe Temperatur wirkt verzögernd, wenn schmelzbare Salze, z. B. Phosphate der Alkalimetalle, zugegen sind, welche zusammensintern und die Kohle einhüllen; viele Substanzen verglimmen allmälig bei sehr mässiger Hitze vollständiger als bei sehr hoher Temperatur. Sehr harte Samenschalen leisten dem obigen Befeuchtungsverfahren hartnäckigen Widerstand, welcher dadurch zu überwinden ist, dass man die verkohlte Substanz mit Hülfe eines recht glatten Agatpistills in der Schale oder dem Tiegel selbst unter Vermeidung von Verlust zerreibt und nachher mit Wasser behandelt.

Durch das zuletzt gewöhnlich nothwendige starke Glühen wird Kohlensäure ausgetrieben, welche der Asche vor der endgültigen Wägung zurückerstattet werden muss, um vergleichbare Zahlen zu erhalten. Dieser Zweck wird erreicht, wenn die Asche mit ein wenig concentrirter Auflösung von Ammonium-Carbonat befeuchtet und wieder getrocknet wird. Kaum bedarf es der Erwähnung, dass zur Einäscherung bei 100^0 getrocknete Substanz verwendet werden muss.

Oft hat die genaue quantitative Bestimmung der Aschenmenge eine unmittelbare practische Bedeutung. Die Reinheit von Substanzen, welche in Pulverform vorliegen, lässt sich dadurch bis zu einem gewissen Grade beurtheilen. Wenn wir bedenken, dass Lycopodium 4, Kamala 1 bis 2, Lupulin gegen 8, Stärkemehl weniger als 1 Procent Asche liefert, so müssen höhere Zahlen nothwendig auf Verunreinigung oder Fälschung beruhen. Cacao gibt gegen 4, Senf, so wie Leinsamen 4 bis $4^1/_2$, Pfeffer gegen 5 Procent anorganischer Stoffe, was ebenfalls in obigem Sinne verwerthet werden kann, wenn es sich darum handelt, käufliches Pulver der genannten Drogen zu beurtheilen.

Die Zusammensetzung der Asche in der eben bezeichneten Richtung, oder in rein wissenschaftlichem Sinne zu deuten, ist weit schwieriger.

Wir sind nicht im Stande, die grossen bezüglichen Unterschiede einer allgemeinen Gesetzmässigkeit unterzuordnen.*)

Inhaltsstoffe.

In sehr vielen Pflanzen ist ein Theil des Calciums in Form von krystallisirtem Oxalat in den Zellen abgelagert. Diesem Salze kommt bald die Zusammensetzung $Ca^2 C^2 O^4 + H^2 O$ zu und seine Krystalle gehören in das monoklinische (zwei- und eingliederige, klinorhombische) System; bald aber entspricht es der Formel $Ca^2 C^2 O^4 + 3 H^2 O$ und krystallisirt in Gestalten des quadratischen (tetragonalen, zwei- und ein-

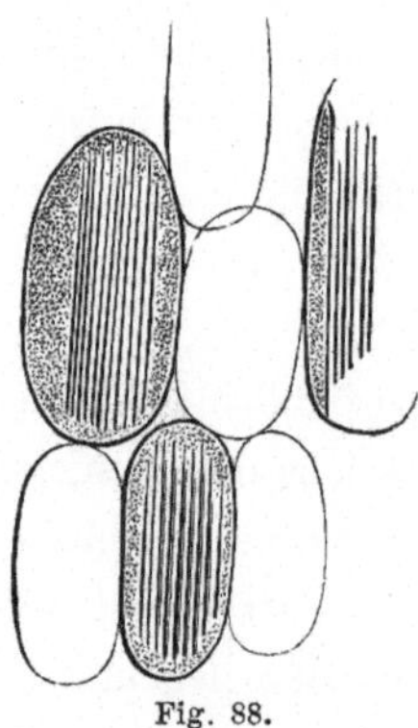

Fig. 88.

axigen oder viergliederigen) Systems. Bei der künstlichen Darstellung des Calciumoxalates erhält man die erstere Verbindung, wenn die Ausscheidung rasch erfolgt, entweder als undeutlich krystallinischen Niederschlag oder in gut erkennbaren monoklinischen Formen; das quadratische Oxalat schiesst dagegen bei langsamem Verdunsten einer salzsauren Lösung oder auch bei Vermischung von sehr wenig Chlorcalcium mit äusserst

---

*) Eine äusserst reichhaltige Zusammenstellung von hierher gehörigen Zahlen findet sich in Wolff, Aschenanalysen von landwirthschaftlich wichtigen Producten, Fabrikabfällen und wild wachsenden Pflanzen. Berlin 1871.

---

88) *Bündel von feinen Krystallnadeln (Rhaphiden), aus Radix Sarsaparrillae.*

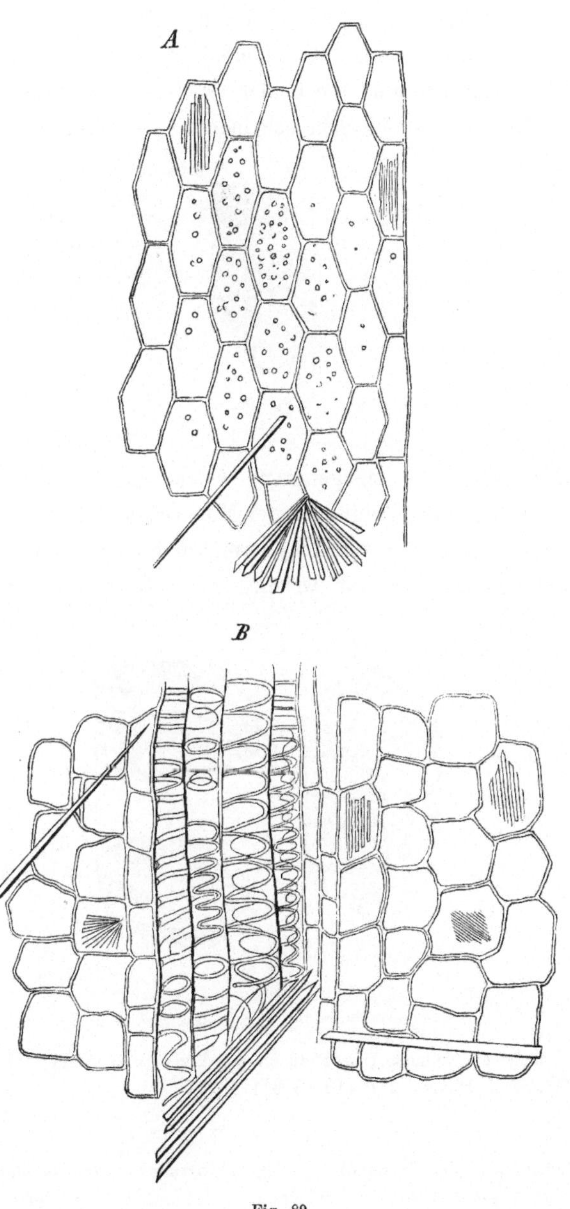

Fig. 89.

89) A *Querschnitt*, B *Längsschnitt aus Bulbus Scillae mit zahlreichen, oft gegen 1 Millimeter langen Prismen von Calciumoxalat.*

verdünnter Oxalsäure-Lösung an.*)   Häufig entstehen unter wenig ver-
änderten Umständen Gemenge der beiden Verbindungen.

Im Pflanzenreiche sind die beiden Calciumoxalate ungemein häufig
vertreten.   Dem monoklinischen scheinen die nadelförmigen Krystalle,

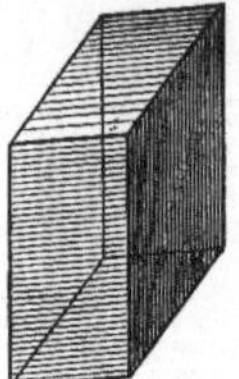

Fig. 90.

Rhaphiden (Fig. 88), anzugehören, welche einzeln oder in Bündeln
namentlich in den Wurzelbildungen der Monocotylen, ganz ausgezeichnet
in Bulbus Scillae (Fig. 89) auftreten, vermuthlich auch das unausgebildete
krystallinisch pulverige Oxalat, welches sich z. B. in den Chinarinden, in

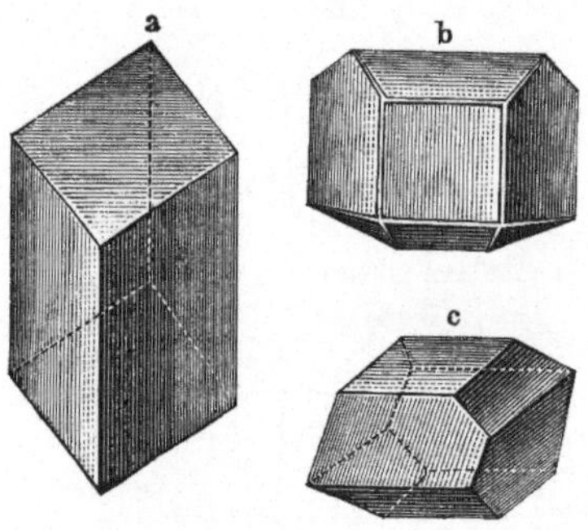

Fig. 91.

*) In Betreff der nähern Umstände zu vergl. Souchay und Lenssen, An-
nalen d. Chemie u. Pharm. 100 (1856) 311—325.

90) *Grundform des monoklinisch krystallisirenden Calciumoxalates mit nur
einem Molecül Krystallwasser.   Diese Gestalt, Hendyoëder, sieht einem Rhomboëder
des hexagoralen Systems ähnlich und wird daher oft als „rhomboëderähnliches Oxalat" bezeichnet.*

91) *a Hendyoëder, b und c durch Abstumpfung aus der Grundform hervorge-
gangene Krystalle des monoklinischen Systems in Cortex Frangulae (aus Dippel).*

Stipes Dulcamarae, in Radix Belladonnae vorfindet. Deutlicher und manigfaltiger entwickelt sind die Krystalle, welche sich dem Hendyoëder (Fig. 90) nähern, das als Stammform des monoklinischen Salzes angesehen werden kann. Sehr ansehnliche und sehr regelmässig ausgebildete derartige Krystalle kommen vor in Radix Calumbae (Fig. 41), Cortex Frangulae (Fig. 91), ganz besonders auch mit ansehnlichem Formen-

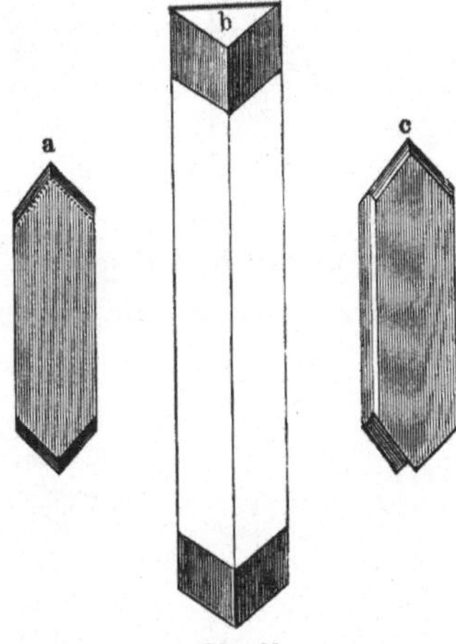

Fig. 92.

reichthum in der allerdings nicht officinellen Rinde von Liquidambar orientalis Miller, welche Styrax liquida liefert. In Cortex Aurantiorum pflegen die ebenfalls ziemlich grossen Krystalle in auffallender Weise abgeschliffen zu sein.

Formen von eigenthümlichem Aussehen, durch Hemitropie entstanden und an ihren einspringenden Winkeln (Fig. 92) kenntlich, kommen in der Rinde von Guaiacum officinale und Quillaja Saponaria vor*).

Weit weniger verbreitet sind, wenigstens im Kreise der Drogen, wohlausgebildete Formen des quadratischen Systems (Fig. 93), wie sie

*) Weitere Einzelnheiten in Holzner, Krystalle in den Pflanzenzellen. Flora 1867. 499.

92) Zwillingskrystalle von Calciumoxalat aus Cortex Guaiaci oder Cortex Quillajae Saponariae; a auf der Seitenfläche liegend, c etwas gedreht, b stärker vergrössert und um 90° gedreht (Dippel).

sich z. B. in den Eichengalläpfeln (Fig. 94) vorfinden. Sonst aber kommen Oxalatkrystalle dieses Systemes in vielen Blattstielen vor, besonders schön in Begonia-Arten, in Paulownia imperialis Sieb., ferner in Urceolaria scruposa Ach. und andern Flechten.

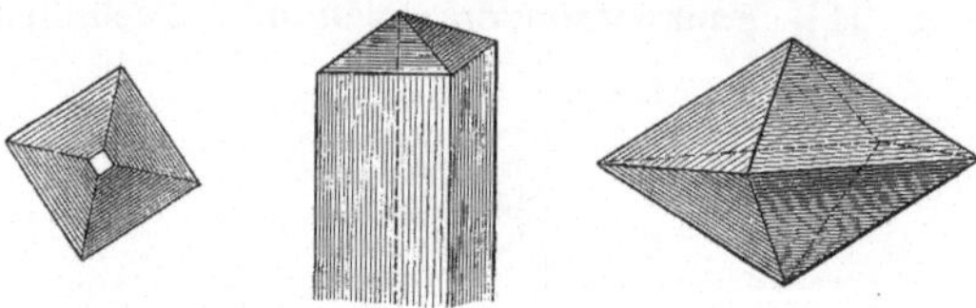

Fig. 93.

In Radix Rhei, R. Saponariae, R. Althaeae, in Cortex Granati radicis, in den Feigen, den Gewurznelken und in zahlreichen andern Pflanzen-

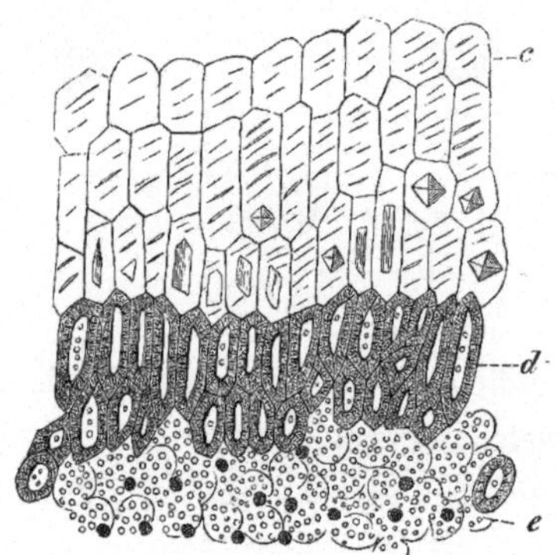

Fig. 94.

theilen aus unserem Bereiche sind die Oxalatkrystalle auf das dichteste zu Drusen zusammengedrängt, welche jeweilen für sich allein eine Zelle einnehmen (Fig. 95). Alsdann ragen nur eben die Spitzen der Einzelkrysfalle heraus, deren krystallographische Deutung noch nicht mit Zuverlässigkeit

93) Grundformen des quadratisch krystallisirenden Calciumoxalates mit 3 Mol. Krystallwasser.

94) Querschnitt aus einem gewöhnlichen (aleppischen) Gallapfel; d sclerenchymatische Schicht im Centrum, c Gewebe ausserhalb derselben und in der Nahe der Schicht mit quadratischen Oxalatkrystallen gefüllt, e Gewebe im Innern der durch das Sclerenchym gebildeten Kammer, welches Starkemehl und Harz enthält.

gegeben worden ist. Dass sie in Cortex Cascarillae, in Cortex Frangulae, in der Oberfläche des Fungus Laricis, in der oben erwähnten Styrax-Rinde und in andern Fällen von deutlich erkennbaren monoklinischen Krystallen des Oxalates begleitet sind, spricht wohl dafür, dass auch jene Drusen oder Rosetten diesem System angehören dürften. Doch lassen sich in den oben genannten Blattstielen auch alle Uebergänge vom Quadratoctaëder zu unvollkommen ausgebildeten drusenförmig vereinigten Krystallen verfolgen. Es ist demnach wahrscheinlich, dass das in Drusen krystallisirte Oxalat bald dem quadratischen, bald dem monoklinen System angehört.

Eine noch ihrer Lösung harrende Aufgabe ist die Ermittelung der quantitativen Zusammensetzung der in Pflanzen ausgeschiedenen Kry-

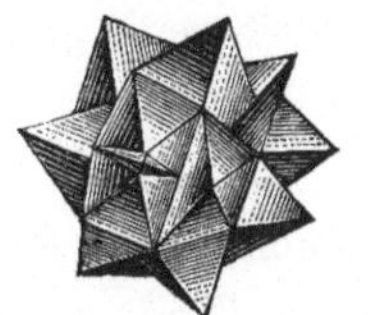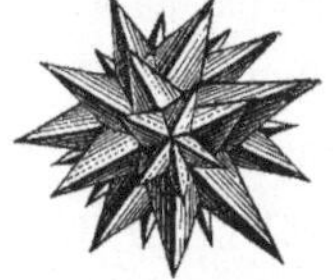

Fig. 95.

stalle, welche bis jetzt nur nach Analogie der künstlich gewonnenen erschlossen ist. Der Beweis zwar, dass die pflanzlichen Gebilde wirklich Calciumoxalat sind, ist leicht zu führen. Die Krystalle sind in Essigsäure und Oxalsäure nicht löslich, wohl aber ohne Brausen in Salzsäure; diese Auflösung gibt auf Zusatz von Kaliumacetat einen reichlichen Niederschlag. — Nach der Berührung mit concentrirter Schwefelsäure verwandeln sich die Oxalatkrystalle in lange Spiesse von Gyps.

In den Pflanzen entstehen die Oxalatkrystalle vermuthlich durch allmäliges Zusammentreffen verdünnter Auflösungen von Oxalaten mit Calciumsalzen. In vielen Fällen geschieht dieses unter Mitwirkung organisirter Gebilde. Die Drusen schliessen oft einen nicht krystallisirten Kern ein und die Nadelbüschel von Oxalat stecken z. B. in der Sarsaparrilla in einer schleimigen Hülle. Mit grosser Deutlichkeit lässt sich diese Beziehung auch in Bulbus Scillae nachweisen. Befeuchtet man nämlich einen

---

95) *Drusen von Calciumoxalat aus Rhabarber (siehe Fig. 54. 58) und Radix Saponariae.*

feinen Schnitt mit Weingeist, so erfolgt eine Zusammenziehung des schleimigen Zellinhaltes, in dessen Mitte man nun dunklere Körnchen wahr-
nimmt, welche sich im polarisirten Lichte krystallinisch erweisen. Wasser
löst den Schleim und lässt die Kryställchen zurück, welche ohne Zweifel
als erste Anfänge der oft so schön ausgebildeten Prismen der Meerzwiebel
zu betrachten sind.   Die letztern sind mit einem Schlauche umgeben und
vergrössern sich häufig so sehr, dass sie sich durch mehrere Zellen hindurch erstrecken, nachdem deren Querwände zerstört sind. Diese Oxalatkrystalle erreichen oft nahezu 1 Millimeter Länge, so dass sie schon dem
unbewaffneten Auge sichtbar werden.   Das letztere gilt auch von den
zwar nicht vollkommen ausgebildeten rhomboëderartigen Krystallen im
Holzparenchym von Lignum Sandali rubrum, deren Axen kaum unter
$1/_2$ Millimeter bleiben. — Emmerling (Berichte der Deutschen chemisch.
Gesellsch. 1872. 782) hat es wahrscheinlich gemacht, dass in der Pflanze
Krystalle von Calciumoxalat auch durch Einwirkung freier Oxalsäure auf
Calciumnitrat entstehen.

In den hier angedeuteten Fällen kommt das Calciumoxalat immer
als Zellinhalt vor; vor kurzem ist jedoch durch den Grafen zu Solms-
Laubach*) gezeigt worden, dass diese Krystalle auch in Zellwänden
selbst eingelagert sein können, namentlich in der Cuticula.

In Betreff der Menge des Oxalates fuhrt die mikroskopische Ab-
schätzung leicht zu ungenauen Vorstellungen.   Bulbus Scillae ist anscheinend ziemlich reich daran und doch ergab mir directe Bestimmung der
Oxalsäure nur 3 pC. Oxalat, in einer guten Rhabarber fand ich 7,3 pC.
Den grössten Reichthum an Oxalat im Gebiete der Pharmacognosie bietet
vielleicht die Guaiakrinde dar, namlich 20,7 pC. Einige Flechten zeichnen
sich übrigens gleichfalls durch hohen Gehalt an Oxalat aus, so kommen
in Lecanora esculenta Eversm. 22,8 pC. desselben vor.

Man hat bis jetzt im Pflanzenreiche keine andern krystallisirten Verbindungen anorganischer Basen nachgewiesen als die beiden Calciumoxalate.   So ausserordentlich verbreitet dieses Salz ist, so selten stösst
man auf andere in Pflanzengeweben auskrystallisirte Stoffe. Aus unserem
Kreise liessen sich höchstens anfuhren Cubebin, Hesperidin, Theo-
bromin, Pikrotoxin, Piperin, welche jedoch muthmasslich erst wah-

---

*) Botanische Zeitung 29 (1871). 548. Tafel VI — Auch in Sachs, Lehrb
d. Bot. 1873. 68.

rend des Trocknens der betreffenden Drogen anschiessen. Ferner krystallisirte Fette, wahrscheinlich meist Stearin, welche sich in manchen Samen, z. B. in den Muscatnüssen, in den Kokkelskörnern u. s. w. vorfinden. Endlich das Vanillin im Parenchym der Vanille. Die Krystalle, welche in Chinarinden nach dem Erwärmen dünner Schnitte in Aetzlauge sichtbar werden, treten erst infolge dieser Behandlung auf. Bei sehr langer Aufbewahrung von Schnitten gerbstoffreicher Gewebe in Glycerin erscheinen bisweilen auch Krystalle von Gallussäure, die ursprünglich nicht vorhanden waren. Ebenso beobachtet man nach sehr langer Aufbewahrung der betreffenden Schnitte das Auskrystallisiren von Amygdalin, Filixsäure, Strychnin.

Die Oxalatkrystalle sind Ablagerungen, welche dem Kreise der Lebensthätigkeit entrückt bleiben; in den Zellen, welche sie enthalten, gehen keine weitern Entwickelungen mehr vor. In voller Theilnahme am Wachsthum der Pflanzen dagegen befinden sich die Zellen, welche Eiweissstoffe enthalten. Abgesehen von solchen, die in flüssiger Form vorhanden sind oder doch aus getrockneten Pflanzentheilen sofort wieder in Wasser überzugehen vermögen, finden wir diese Stoffe entweder körnig abgelagert oder in krystallähnlichen Gestalten, in beiden Fällen jedoch mit geringen Mengen anorganischer Stoffe verbunden. Jene Proteïnkörner, von Hartig (1855) Klebermehl, Aleuron*), genannt, widerstehen jedoch dem Wasser nur zum Theil. Sie bleiben in ihrer Grösse weit hinter dem Durchmesser der mittlern Stärkekörner zurück, zeigen keine Schichtung und werden durch Jodwasser gelb, durch das Millon'sche Reagens (siehe unten: mikrochemische Reagentien No. 27) roth gefärbt, wodurch sie sich von den Stärkekörnern unterscheiden, mit welchen sie auf den ersten Blick Aehnlichkeit haben.

Neben den Proteïnkörnern oder oft innerhalb derselben trifft man besonders in Samen Körper an, welche durch Flächen und Kanten so regelmässig begrenzt sind, dass sie als Tetraëder, Rhomboëder oder würfelige Formen erscheinen. Immerhin fehlt die den echten Krystallen zukommende Schärfe ihrer Umrisse und diese werden durch Quellungsmittel wie Wasser, alkalische Lösungen, Glycerin sehr verzerrt. Mit Recht

---

*) ἄλευρον feines Getreidemehl, Kleber, von Hartig als Gegensatz zu Amylon gewählt, besser Proteïnkorner.

haben diese Körper von Nägeli*) den Namen Krystalloïde empfangen. Die besten Beispiele solcher Gebilde aus unserem Bereiche bieten die Mandeln, Semen Ricini, Semen Myristicae, das Eiweiss von Fructus Petroselini und andern Umbelliferenfrüchten, das Endosperm der Cardamomen dar, wenn feine Schnitte unter Oel oder Benzol betrachtet werden (Fig. 96). Da diese Krystalloïde doppelt brechend sind, so erscheinen sie im polarisirten Lichte um vieles deutlicher**). Sie zeigen die eben angedeuteten Reactionen der Proteïnstoffe, obwohl die Versuche zur Ausmittelung ihrer Zusammensetzung gelehrt haben, dass sie nicht einen reinen derartigen Stoff, ein chemisches Individuum, darstellen.

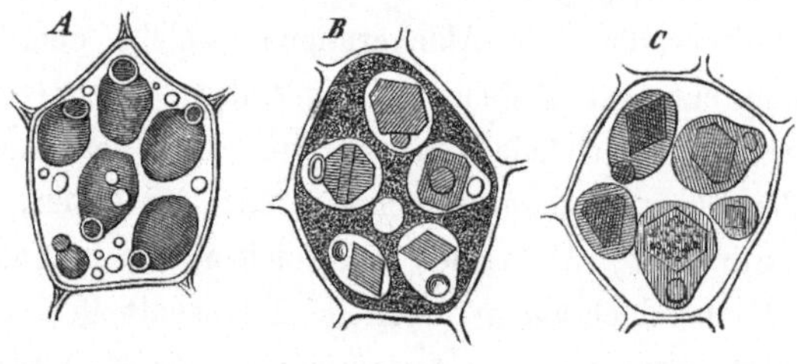

Fig. 96.

Ansehnlichen Gehalt an Proteïnstoffen bieten unter andern folgende Samen dar: Nux vomica 11, Cacao 13, Semen Sinapis nigrae 18, Amygdalae dulces 24, S. Lini 25, S. Ignatii 27, S. Sinapis albae 27 pC. Diese Zahlen sind aus Stickstoffbestimmungen abgeleitet, indem vorausgesetzt wird, dass die eiweissartigen Stoffe im Mittel 15 pC. Stickstoff enthalten.

Kieselsäure, welche (1871) von Rosanoff auch in Zellhöhlungen von Orchideen und Palmen getroffen worden ist, hat man im Bereiche unserer Aufgabe noch nicht als Zellinhalt gefunden.

*) Sitzungsberichte der Münchener Akademie, Juli 1862.

**) Vergl. weiter Radlkofer, Krystalle proteinartiger Körper. Leipzig 1859. 154 S. und 3 Taf.

---

96) Aus dem Eiweisse von Semen Ricini (Sachs). A einzelne Zelle in concentrirtem Glycerin; der Inhalt zeigt nur unbestimmt geformte Klumpen. B derselbe Schnitt mit wenig Wasser versetzt, wodurch Krystalloïde, feine Körnchen von Proteïnstoffen und Oeltropfen zur Anschauung gelangen. C derselbe Schnitt mit mehr verdünntem Glycerin erwärmt, wodurch die Oeltropfen herausgetrieben und die Krystalloïde angegriffen und allmälig gelöst werden.

Chlorophyll und Stärkemehl.

In der innigsten Beziehung zu den Eiweisskörpern steht der grüne Farbstoff der Pflanzen, das Chlorophyll. Es sondert sich mitten in der ungefärbten Protoplasmamasse in Gestalt grüner Körner aus, welche sich durch Theilung vermehren, Stärkekörner, seltener noch andere Gebilde erzeugen und in spätern Lebensstadien der Pflanze oder des Organes wieder verschwinden. Wo das Chlorophyll im Kreise unserer Betrachtung auftritt, bildet es kleine runde oder doch nicht auffallend kantige Körner, welche immer in Mehrzahl in einer Zelle vorhanden sind. Die Farbe des Chlorophylls wird verdeckt, wenn der Zellsaft gefärbt ist, aber die grünen Körner selbst nehmen auch im Laufe der Vegetation gelbe oder rothe Farbe an, wie z. B. in unsern Breiten die Blatter im Herbste. Die chemischen Veränderungen, welche das Chlorophyll hierbei erleidet, sind eben so wenig aufgeklärt wie die Natur des erstern selbst. Die Veränderlichkeit desselben, sobald es dem lebenden Organismus entzogen ist, hat bis jetzt der Untersuchung unüberwindliche Schwierigkeiten entgegengesetzt. Diese werden noch dadurch erhöht, dass das Chlorophyll kein einfacher Körper, sondern ein Gemenge wenigstens zweier Farbstoffe ist. Wird eine concentrirte weingeistige Chlorophyllauflösung mit Benzol geschuttelt, so färbt sich die untere, alcoholische Schicht gelblichbraun, die obere bläulichgrün *), indem nun eine Zerlegung des Chlorophylls eintritt.

Merkwürdig ist der Gehalt von Eisen im Chlorophyll, der zwar gering, aber, wie es scheint, beständig vorhanden ist. Das Chlorophyll lässt sich mit Hülfe von Aceton, Aether, Alcohol, Benzol, Chloroform den grünen Pflanzen entziehen, aber immer verunreinigt durch andere Stoffe, deren Trennung bisher noch nicht genügend erreicht worden ist.

Die Entwickelung des Chlorophylls, wenn auch nicht überall sein erstes Auftreten, ist von der Einwirkung des Lichtes abhängig, so dass wir dasselbe nur in den oberirdischen Theilen antreffen.**) In allen officinellen Blättern kommt Chlorophyll vor, welches bei sorgfältiger Trock-

---

*) Kraus, Zur Kenntniss der Chlorophyllfarbstoffe und ihrer Verwandten. Spectralanalytische Untersuchungen. Stuttgart 1872.
**) Doch sind auch halb unterirdische Blattbasen von Rhizoma Filicis grun

nung seine Farbe in hohem Grade zu behalten vermag. Auffallende Ausnahmen bilden z. B. die Blätter von Nicotiana Tabacum, auch die von
Inglans regia, deren grüne Farbe sich kaum erhalten lässt. Auch in
Fruchtgehäusen und Rinden, namentlich in dunnern, treffen wir Chlorophyll. Da es aber nur in lebensthätigen Zellen vorkommt, so fehlt es
solchen Rinden, die ganz aus Dauergewebe bestehen, namentlich solchen,
die kein Grundgewebe (Mittelrinde) mehr besitzen.

So ausserordentlich wichtig die Rolle des Chlorophylls als des eigentlich assimilirenden Gebildes ist, so wenig belangreich ist es für unsere
nächsten Zwecke.

Nicht dasselbe gilt von dem **Amylum** oder **Stärkemehl**, welches
in Zellen der verschiedensten Abtheilungen des Pflanzenreiches vorkommt,

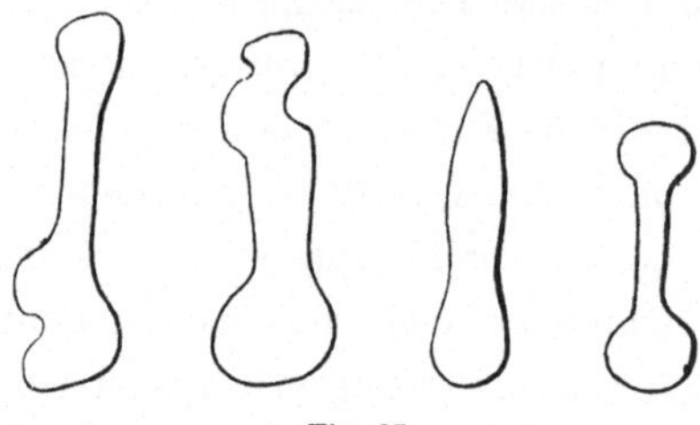

Fig. 97.

am reichlichsten in den Gefässpflanzen, weit weniger allgemein und in
geringerer Menge in den gefässlosen Pflanzen.

Die Grundgestalt der Stärke ist die Kugel, welcher auch ihre klei-
neren Körner entsprechen, während grössere die manigfaltigsten Formen
darbieten, die durch ungleiches Wachsthum aus der Kugel hervorgehen können. Durch gegenseitigen Druck und den Widerstand der Zellwand platten sich kräftig wachsende Körner ab, sonst aber kommen nur
gerundete Formen vor. Keulenförmig oder stabförmig verlängerte Gebilde
(Fig. 97) führt der Milchsaft der **Euphorbia**-Arten, ästige der **Wurzelstock** von **Nelumbium speciosum** Willd.; von derartigen Ausnahmen
abgesehen walten aber kugelige und eiförmige, oft etwas platt gedrückte
Formen vor, deren Durchmesser bis ungefähr $1/10$ Millimeter, wie in den

---

*97) Stärkemehl in knochen- und keulenförmigen Körnern aus dem Milchsafte
von Euphorbia antiquorum.*

Kartoffelknollen erreicht und in andern Beispielen bis zu verschwindender Kleinheit herabgehen kann. Körner von 0,030 bis 0,080 Millimeter Durchmesser gehören schon zu den grössern, die sich in den hier in Betracht zu ziehenden Pflanzentheilen zeigen. Diese Dimensionen erreicht das Amylum z. B. in Radix Calumbae, Rhizoma Zedoariae, Semen Calabar, Tuber Chinae, Tuber Jalapae.

Obwohl nicht streng mathematisch bestimmt, ist doch die Form und

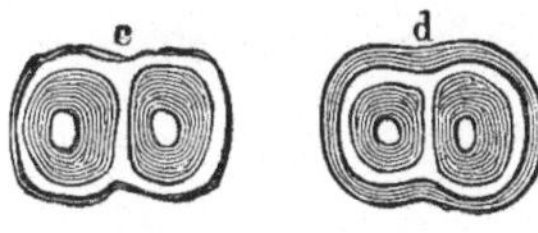

Fig. 98.

Grösse der Stärkemehlkörner für manche der genannten Pflanzentheile bezeichnend. In letzterer Hinsicht bieten die Getreidearten das merkwürdige Verhältniss dar, dass sie in ihren Samen zwei verschiedene Grössen von Stärkemehlkörnern (Grosskörner und Kleinkörner) besitzen, welche nicht durch Zwischenstufen verbunden sind.

Häufig kommen auch zusammengesetzte Stärkekörner, Theilkörner vor, welche, aus einem einzigen Bildungscentrum hervorgehend, von gemeinsamer Hülle umschlossen sind (Fig. 98). Dadurch unter-

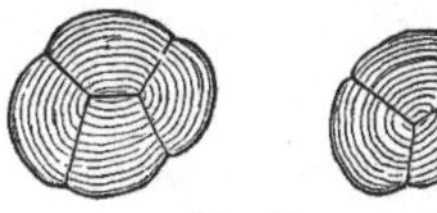

Fig. 99.

scheiden sie sich von Bruchkörnern, welche durch Theilung eines Kornes entstehen. In spätern Zuständen sind diese Bildungen nicht mehr zu unterscheiden von freien Stärkekörnern, welche durch kräftige Entwickelung und den Widerstand der Zelle aneinander getrieben sein mögen. Derartig zusammengesetzte Stärkekörner bietet z. B. Radix Sarsaparrillae sehr schön dar (Fig. 99), ferner der Hafer, das Reis*).

---

*) Abgebildet in Vogl's pag. 19 erwähnter Schrift pag. 42.

---

98) *Amylum, Theilkörner in gemeinschaftlicher Hülle (Dippel).*
99) *Zusammengesetzte Stärkekörner aus Radix Sarsaparrillae.*

Einzelne Drogen werden in frischem Zustande einer höhern Temperatur ausgesetzt, um sie rascher zu trocknen. Sind diese Pflanzentheile saftig, so erleidet das Amylum hierbei jene Veränderung, welche als Kleisterbildung bekannt ist. Die Körner quellen stark auf und fliessen zu structurlosen Klumpen (Kleisterballen) zusammen. So bei Curcuma, Jalape, Salep, Sarsaparrilla; der Sago ist nichts anderes als verkleisterte aufgequollene Stärkekörner.

An etwas grössern unversehrten Körnern treten deutliche Schichten (Fig. 100) entgegen, die zwar um einen gemeinschaftlichen Mittel-

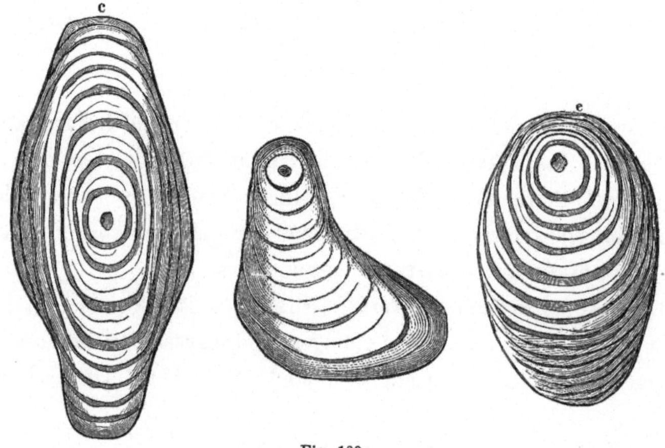

Fig. 100.

punkt geordnet sind, aber gewöhnlich nicht ringsum laufen; ihr Mittelpunkt liegt auch in der Regel ausserhalb des mathematischen Centrums. Es spricht nichts dafür, dass das Wachsthum der Stärke durch Auflagerung neuer Schichten erfolge, wohl aber erklart auch hier die Entwickelung durch Intussusception (siehe oben pag. 30) die Eigenschaften der Körner, wie hauptsächlich Nägeli gezeigt hat.*) Geht man demgemäss von der leichten Durchdringbarkeit des Kornes aus, so ist ersichtlich, wie die Einlagerung neuer Theilchen, die wir uns in flussiger Form zugefuhrt

---

*) In dem grossen monographischen Werke: Die Stärkekorner, Zurich 1858. 4°.

---

100) Stärkörner mit sehr deutlichen Schichten und Centralhöhle, ans der Kartoffel, sehr stark vergrössert.

denken, in einer ursprünglich dichter angelegten Schicht die Einschiebung einer weichern Schale herbeiführen kann. In der letztern mag sich der umgekehrte Vorgang vollziehen und wieder eine dichtere Schicht abgesondert werden. Der Wechsel dieser Bildungen, welche zwar chemisch nicht verschieden sind, spricht sich besonders durch ihr ungleiches Lichtbrechungsvermögen aus, welches mit dem Wassergehalte zusammenhängt. Offenbar nämlich lagern die Schichten je nach ihrer Dichtigkeit grössere oder geringere Mengen Wasser ein. Unter Wasser betrachtete Körner behalten die Schichtung deutlich, nicht aber wenn das Wasser vollkommen verdrängt wird, wie z. B. vermittelst Benzol, ätherischer Oele, Balsame, fetter Oele, Flüssigkeiten, welche alle Schichten gleichmässig zu durch-

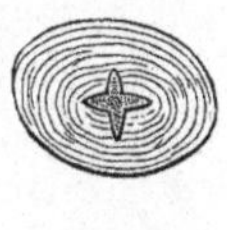
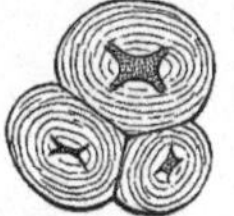

Fig. 101.

dringen vermögen. Dem Glycerin geht diese Eigenschaft um so mehr ab, je mehr es selbst Wasser enthalt.

Anderseits wird auch durch eine mächtige Quellung der Unterschied der Schichten aufgehoben, schon durch Wasser von 60⁰ bis 70⁰ oder noch höherer Temperatur, aber auch schon in der Kälte durch gesättigte Auflösungen vieler der in Wasser am reichlichsten löslichen festen Körper, wie z. B. Kali, Jodkalium, Chlorcalcium, salpetersaures oder essigsaures Natrium, Chloralhydrat u. s. f. Diese Substanzen steigern die Befähigung der Stärke zur Wasseraufnahme ungeheuer, weit über die eben erörterten Unterschiede der einzelnen Schichten hinaus, so dass dieselben zu einem gleichmässigen Schleime aufquellen.

Im Innern des Stärkekornes findet sich eine weichere Masse, der Kern, von wo aus ebenfalls das Wachsthum der Schichten unterhalten wird, bis

---

101) Stärkekörner mit sternförmiger Centralhöhle, aus Tuber Colchici.

das Korn seine volle Grösse erreicht hat.   Nimmt der Kern nicht mehr
stärkebildende Substanz auf, so bleibt an seiner Stelle eine Höhle übrig,
die als Centralhöhle oder Nabel bezeichnet wird.   Oft ist dieser
Raum auf einen sehr geringen Umfang beschränkt und erscheint mehr als
dunkles Pünktchen, Kernpunkt, wie in der Stärke der Kartoffel und der
Rhizome der Marantaceen und Zingiberaceen.   In Tuber Colchici, in Radix
Calumbae nimmt die etwas grössere Centralhöhle die Form eines Sternes
oder Kreuzes an (Fig. 101) und in vielen Samen aus der Familie der
Leguminosen, z. B. in Semen Calabar, in Bohnen, Erbsen ist die Central-

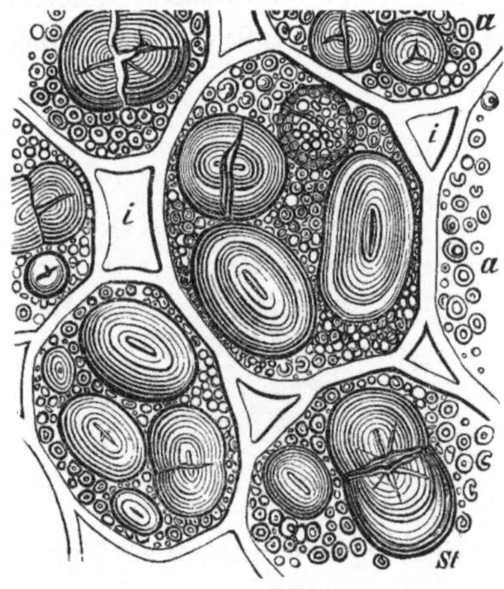

Fig. 102.

höhle verhältnissmässig sehr weit und im Sinne der Axe der häufig ellip-
tischen Körner verlängert. (Fig. 102.)

Wie den erhärteten Zellhäuten kommt auch der Stärke in Folge ihres
Schichtenbaues das Vermögen doppelter Lichtbrechung zu.   Im polarisirten Lichte zeigt jedes Korn ein schwarzes Kreuz (Fig. 103), dessen
Arme sich in der Centralhöhle schneiden, sobald nämlich das Korn über
den Zeitpunkt seiner ersten Entwickelung hinausgelangt ist.   Wenn der
Bau des Kornes aufgehoben ist, sei es durch Quellung, sei es durch Rös-
tung, so büsst es sofort die angedeuteten optischen Eigenschaften ein,

---

102) Elliptische deutlich geschichtete Stärkekörner st *mit weiter Centralhöhle,
aus der Calabarbohne (Semen Physostigmatis);* a *Proteinstoffe,* i *Intercellularräume
Nach Sachs.*

obwohl Quellungsmittel, welche weder sauer noch alkalisch reagiren, zunächst wenigstens keine chemische Veränderung der Stärkesubstanz bewirken.   Ihre optischen Eigenschaften hängen demnach von der Art des Aufbaues ab. In ähnlicher Weise besitzt das Schlippe'sche Salz (Natriumsulfantimoniat) das Vermögen der Circularpolarisation, nicht aber seine Auflösung.   Nägeli ist gleichwohl der Ansicht, dass die Molekel der

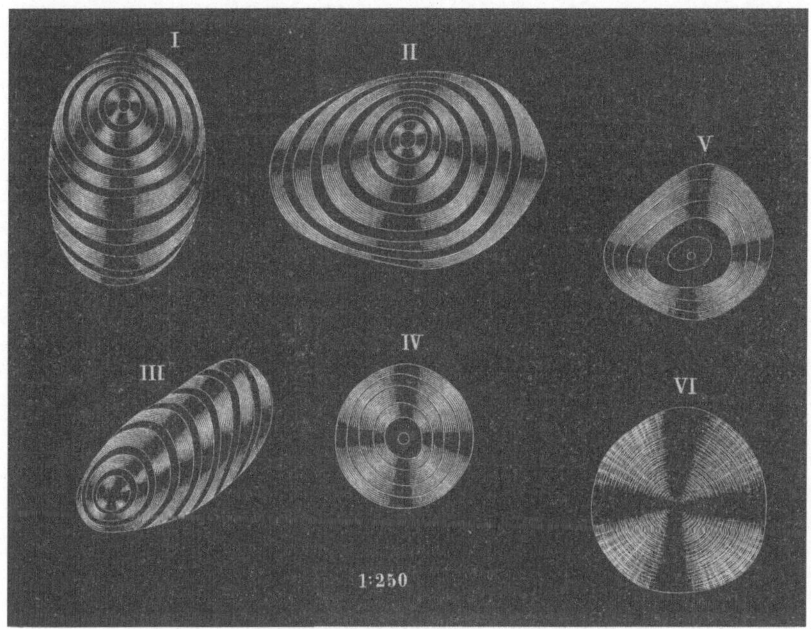

Fig. 103.

Stärke wie die der dichtern Zellhäute als solche krystallinische Structur und jene optische Eigenschaft besässen.

Chemische Zusammensetzung des Amylums. Wir kennen die Stärke im pflanzlichen Organismus nur in fester Form, obwohl wir gezwungen sind, anzunehmen, dass sie sich aus einer Flüssigkeit bilde.   Nach der Abscheidung aus den Pflanzen, gehörigem Auswaschen und Trocknen in gewöhnlicher Temperatur bildet das Stärkemehl ein glänzendes Pulver,

---

103) I *bis* V *Stärkemehlkörner im polarisirten Lichte; ein dunkles Kreuz durchsetzt alle Schichten vom organischen Centrum aus.* — VI *Inulin (aus Dippel).*

dessen spec. Gew. bei verschiedener Herkunft verschieden ist, aber nicht viel von 1,50 abweicht. In lufttrockenem Zustande jedoch schliesst das Amylum 13 bis 17 pC. Wasser ein, durch dessen Beseitigung seine Dichtigkeit je nach der Abstammung auf 1,56 bis 1,63 ansteigt. Während lufttrockene Stärke auf Cloroform schwimmt, sinkt sie darin, nachdem sie bei 100⁰ entwässert worden ist. Getrocknetes Amylum zieht aus der Luft wieder rasch das abgegebene Wasser an.

Der geringe Gehalt an unverbrennlichen Stoffen, etwa $^1/_2$ pC., darf wohl nur durch mechanische Einlagerung erklärt werden.

Die Zusammensetzung der wasserfreien Stärke entspricht der Formel $C^{12} H^{20} C^{10}$, doch hat Musculus (1861 und 1870) gezeigt, dass der Ausdruck $C^{18} H^{30} O^{15}$ manchen Thatsachen besser entspricht.

Leuchs hat 1831 gefunden, dass die Amylumkörner durch Speichel angegriffen werden, was Nägeli von 1858 an weiter untersucht und zu der Ansicht entwickelt hat, dass das Korn aus Cellulose und aus eigentlicher Stärkesubstanz, Granulose, aufgebaut sei. Nach dieser Vorstellung wirkt der Speichel auf letztere, indem er sie auflöst und das Gerüste oder Skelet der Cellulose zurück lässt.

Hiergegen ist zu erinnern, dass die „Granulose" alle Eigenschaften der Stärke eingebüsst hat. Ferner gründet sich die Annahme von Cellulose in dem Rückstande auf seine Löslichkeit in Kupferoxydammoniak, den Verlust der Quellbarkeit in heissem Wasser und das Ausbleiben der Färbung bei Behandlung mit Jod. Allein einerseits ist das Amylum selbst in geringem Grade löslich in Kupferoxydammoniak und anderseits wird die „Granulose" durch Jod ebensowenig gefärbt, wie die hier angenommene Cellulose. Und die Quellbarkeit lässt sich der Stärke durch Kochen mit Glycerin und Wasser entziehen. Es liegen also meiner Ansicht nach keine genügenden Gründe vor, um Nägeli's Satze beizutreten*)

Verhalten zu Jod. Die wasserhaltige, nicht aber die entwässerte Stärke besitzt eine höchst merkwürdige Anziehungskraft für Jod. Sie vermag es nämlich so zu binden, dass das Korn, der Kleister oder die Auflösung der Stärke dadurch Färbungen annehmen, welche denen entsprechen, die dem Jod selbst in seinen verschiedenen Aggregatzuständen und Auflösungen eigen sind. Die blaue, violette oder röthliche Farbe,

---

*) Vergl. weiter meinen Aufsatz: Ueber Stärke und Cellulose, Archiv der Pharm. 196 (1871) 7—31.

welche das Amylum erlangt, wenn es mit Jod zusammengebracht wird, haben zuerst 1814 Colin und Gaultier de Claubry bemerkt; die übrigen Abstufungen in violett, roth, rothgelb, gelb, braun sind 1863 und später mit ungemeiner Ausführlichkeit von Nägeli verfolgt worden. Letztere sind eben sowohl durch die wechselnden gegenseitigen Mengenverhältnisse von Jod und Stärke, als auch durch die Gegenwart von Jodwasserstoffsäure und andern Substanzen bedingt.

So bedeutend auch die Kraft ist, mit welcher sich die Stärke das Jod aneignet, lässt sich doch nicht beweisen, dass das Product eine chemische Verbindung ist; schon die Dialyse ist im Stande, das Jod aus der Verbindung wegzuführen.

Doch theilt einzig noch die Cellulose unter gewissen, bereits (pag. 93 angedeuteten Umständen mit der Stärke jenes Verhalten zu Jod. Neben dem dort erwähnten Lichenin ist hier noch das Amyloid Schleidens zu nennen, eine quellbare Form der Cellulose, welche durch Jod blau gefärbt wird und in den Samenlappen mancher Leguminosen vorkommt, z. B. in denen von Tamarindus.

Physiologische Bedeutung des Amylums.

Wir verdanken Sachs den Nachweis, dass das Chlorophyll unter dem Einflusse des Lichtes die Stärke erzeugt, worauf letztere in die dem Lichte nicht nothwendig zugänglichen Organe wandert, welche schon oben (pag. 23) als Reservestoffbehälter erwähnt worden sind. In diesen Geweben bleibt das Amylum während einiger Zeit aufgespeichert, um nach der Ruheperiode dem erneuerten Wachsthum zur Verfügung zu stehen. Die Salep liefernden Orchis-Arten besitzen im Spätjahre einen mit Amylum und Schleim gefüllten Knollen, welcher während des Winters ruht und im Frühjahr den zur Blüthe bestimmten Stengel treibt. Aus dessen Grunde entwickelt sich gleichzeitig ein seitlicher zweiter Knollen. Bis zum Ablaufe der Blüthezeit verschwinden aus dem ersten Knollen jene Vorrathsstoffe, werden aber für den nächstjährigen Bedarf in dem inzwischen heranwachsenden zweiten Knollen schon wieder neu gebildet.

Auch Früchte und Samen enthalten oft vorübergehend vor der Reife Amylum; wo es bleibend vorhanden ist, wird es bei der Keimung aufgezehrt. So dient das Stärkemehl der organischen Entwickelung der Pflanze oder der chemischen Bildung neuer Stoffe; es muss also im vollen Sinne des Wortes ein Vorrathsstoff genannt werden.

So schön auch Sachs*) diese Erkenntniss begründet und gesichert hat, so vieles bleibt noch in chemischer Hinsicht zu wünschen übrig. Vermuthlich geht die Umbildungsfähigkeit der Stärke innerhalb des lebenden Pflanzenorganismus viel weiter als wir einstweilen nachzuweisen oder im Laboratorium durchzuführen vermögen. Sehr häufig ist dieselbe z. B. von Gerbstoff begleitet, so dass die Bildung des letztern aus der Stärke für möglich zu halten, aber keineswegs sicher dargelegt ist.

In höchst überraschender Weise hat Nobbe (1871) gezeigt, dass die Mitwirkung des Kaliums bei der stärkebildenden Thätigkeit des Chlorophylls unerlässliche Bedingung ist.

Die Stärkekörner durchdringen nicht die Zellwände um die Wanderung in die Vorrathsräume anzutreten, sondern müssen in Auflösung gebracht und daraus wieder hergestellt werden. In diese Vorgänge fehlt uns noch jede Einsicht; der Aufbau des Stärkekornes ist eine Thätigkeit des Organismus, welche wir nicht nachahmen können, wenn wir unsere Auflösungen von Amylum zu Hülfe nehmen. Und die letztern schon bringen wir nur dann zu Stande, wenn wir uns gänzlich von den im lebenden Organismus herrschenden Bedingungen entfernen. Dass Dextrin und Zucker, welche wir so leicht aus Amylum erzeugen können, im Organismus bei jenen Umbildungen auftreten, unterliegt wohl keinem Zweifel, aber es scheint, dass die Zahl der Umwandlungsprodukte des Stärkemehles eine noch grössere ist.

Nach allen diesen Beziehungen stellt sich somit das Amylum als eine vorübergehend in eigenthümlicher Weise verdichtete, dem Wachsthum der Pflanze dienende Substanz dar. Dieser Bedeutung entsprechend ist denn auch ihre Verbreitung eine sehr allgemeine und namentlich findet sich das Amylum in sehr vielen Wurzeln und verwandten Gebilden. Eine Ausnahme bilden die Wurzeln und Wurzelstöcke aus der Familie der Compositen, welche kein Stärkemehl zu führen pflegen oder doch nur vorübergehend äusserst geringe Mengen davon enthalten. Es fehlt ferner auffallender Weise in Radix Gentianae, Rubiae, Saponariae, Senegae und im

---

*) Experimental-Physiologie der Pflanzen 1865 und Lehrbuch der Botanik 1873.

Rhizoma Graminis, wenigstens in denjenigen Entwickelungszuständen, welche hier in Frage kommen.

Die Samen enthalten sehr häufig Amylum; von den hier in Betracht zu ziehenden jedoch nur Semen Cacao, S. Myristicae, S. Paradisi, S. Piperis (Piper album), S. Quercus. Doch führen S. Cydoniae, S. Lini, S. Sinapis albae und wohl noch andere vor der Reife Stärkemehl. Auch unter den Früchten enthalten die Oliven, Fructus Conii, sowie Fr. Juniperi dergleichen vor der Reife.

Die Menge des Amylums muss nothwendig auch in den damit versehenen Pflanzen und Pflanzentheilen grossen Schwankungen unterliegen, wie sich von selbst versteht, wenn die eben vorgetragene Bedeutung des Amylums erwogen wird. Kartoffeln liefern z. B. 9 bis 26 pC. Amylum, auf lufttrockene Substanz bezogen und wie grosse Verschiedenheit in dieser Hinsicht etwa die Sarsaparrillwurzel darbietet, ist bekannt genug. Die Angaben über den Gehalt an Amylum können daher nur unter bestimmten Umständen von Werth sein.

Inulin.

Nur in einzelnen wenigen Fällen*) ist Stärke in den Wurzeln der Compositen angetroffen worden; dagegen kommt in denselben ein Körper von gleicher procentischer Zusammensetzung vor. Er wurde 1804 von Valentin Rose zuerst aus dem Extracte der Wurzel von Inula Helenium erhalten und daher von Thomson Inulin genannt.

Dasselbe ist den mehr als einjährigen Pflanzen aus der Familie der Compositen eigenthümlich, wenigstens bis jetzt mit Sicherheit anderswo nicht nachgewiesen worden. Dass z. B. die australische Lerp-Manna früheren Annahmen entgegen, kein Inulin enthält, steht jetzt fest.**) Prantl†) will jedoch aus den Wurzeln der aufblühenden Campanula rapunculoides L. ziemlich viel Inulin erhalten haben. Dem Inulin kommt in der Familie der Compositen die Function des Amylums zu, es unterscheidet sich aber

---

*) Vogl, Commentar zur österreichischen Pharmacopoe. 1869. 347, und Dippel, Das Mikroskop II. (1869) 27.

**) Wittstein's Vierteljahresschrift für prakt. Pharm. XVII (1866) 161 und XVIII. 1.

†) Das Inulin, München, 1870, 43.

allgemein von demselben in folgenden Hauptpunkten.*) In lebenden Wurzeln oder Blattern scheidet sich das Inulin nicht in fester Form aus; erst wenn man der Auflösung, worin es dort enthalten ist, Wasser entzieht, bildet es entweder glasartige amorphe Klumpen, oder feine weiche Krystallnadeln. Die letztern können sich zu grössern strahligen kugelförmigen Drusen, Sphaerokrystallen (Fig. 104) vereinigen, welche man am

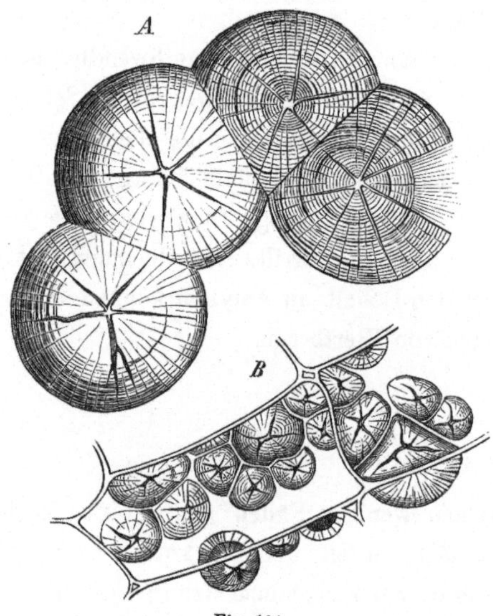

Fig. 104.

besten erhält, wenn man ganze Dahliaknollen in absoluten Alcohol oder concentrirtes Glycerin einlegt. Das Inulin schiesst nach einigen Tagen infolge der langsamen Wasserentziehung in jenen Drusen an, die durch einfaches Austrocknen nicht erhalten werden. Blätter von Compositen müssen fur die Entwässerung durch Auskochen mit Kali vorbereitet werden.

---

*) Vergl. weiter: Dragendorff, Materialien zu einer Monographie des Inulins, Petersburg 1870.

---

104) Krystalldrusen (Sphaerokrystalle) aus Radix Enulae, durch längeres Einlegen frischer Stücke der Wurzel in Glycerin. — B mit Inulin gefüllte Zellen, A einzelne stark vergrosseite Drusen; aus Sachs. Fig. 103 VI zeigt eine solche Druse im polarisirten Lichte.

Das krystallisirte Inulin erweist sich im polarisirten Lichte doppelt brechend, wenn auch weniger stark als das Amylum; die gekreuzten Arme treten an den Sphaerokrystallen nicht sehr deutlich hervor und die amorphen Klumpen sind weder doppelt brechend, noch geschichtet.

Mit diesem Mangel einer organischen Structur hängt auch die geringere Kraft der Wasserbindung zusammen; im Gegensatze zum Amylum enthält lufttrockenes Inulin nur 5 bis 10 pC. Wasser. Hingegen löst es sich leicht in heisssem Wasser und scheidet sich daraus in der Kälte wieder unverändert ab, sofern die Auflösung nicht längere Zeit höherer Temperatur ausgesetzt blieb. Ist dieses der Fall, so geht das Inulin sehr leicht in unkrystallisirbaren links drehenden Zucker über. Die Auflösung des Inulins selbst lenkt die Rotationsebene des polarisirten Lichtes ebenfalls nach links ab; Stärkemehlauflösungen, welche man mit Hülfe von Chloralhydrat oder von gewissen Salzen (pag. 111) gewinnt, drehen nach rechts und ebenso der aus Stärkemehl erhaltene krystallisirbare Traubenzucker. Die wässerige Auflösung des Inulins ist niemals kleisterartig; sie ist eben eine wirkliche Auflösung in gewöhnlichem Sinne, während der Kleister des Amylums nur durch eine Quellung der Schichten zu Stande kommt.

Durch Jod wird das Inulin nicht gefärbt; wir besitzen überhaupt kein Reagens auf dasselbe, sondern vermögen es nur zu erkennen, indem wir mehrere seiner Eigenschaften nachweisen. Die Sphaerokrystalle sind characteristisch, können aber nicht immer sicher erhalten werden.

Die Quantität des Inulins ist in den Compositen sehr verschieden, in manchen Fällen sehr gering, so z. B im Rhizoma Arnicae. Aus getrockneter Radix Enulae hingegen erhielt Dragendorff 44 pC. Inulin, aus der im October gesammelten bei 100° getrockneten Wurzel von Taraxacum 24,3 pC., während dieselbe im März, ebenfalls in Dorpat gegraben, nur 1,7 pC. Inulin ergab.

Die grossen periodischen Schwankungen und der Mangel eines Reagens mögen erklären, weshalb das Inulin in vielen Wurzeln mehrjähriger Compositen noch nicht nachgewiesen werden konnte.

Fett.

Das Gewebe mancher Samen schliesst feste Fette ein, welche z. B. in Semen Myristicae, Fructus Cocculi, Semen Cacao auskrystallirt erscheinen und aus Glyceriden der Fettsäuren, nämlich Stearin, Myristin u. s. w. bestehen. In vielen andern Fällen dagegen geht dem Fette eine bestimmte Form ab und häufig tritt es auch in Oeltropfen auf. Durch reichliche Löslichkeit in Aether und Benzol lassen sich die Fette leicht erkennen, während sie von Weingeist und Eisessig nur sehr wenig aufgenommen werden und dadurch von Harzen und ätherischen Oelen zu unterscheiden sind.

An fettem Oele sehr reiche Samen, z. B. diejenigen von Ricinus, Tiglium, die Mandeln, Haselnüsse u. s. f., zeigen, unter viel Wasser betrachtet, eine Menge Oeltropfen, welche dagegen nicht sichtbar sind, wenn Weingeist oder Glycerin statt des Wassers genommen wurde. Erst bei allmäliger Verdünnung des Weingeistes oder Glycerin mit Wasser kommen die Oeltropfen zum Vorschein. Hieraus ist zu schliessen, dass dieselben in den trockenen Samen in besonderer Verbindung mit einem andern Stoffe enthalten sind, welcher das Oel hindert, in Tropfen auseinander zu treten, bis viel Wasser dazu den Anstoss giebt. Der Stoff, welcher in dieser Weise das fette Oel bindet, kann wohl schwerlich ein anderer sein als Eiweiss, das in Samen immer vorhanden ist, auch wo das Stärkemehl fehlt.

Das fette, bei gewöhnlicher Temperatur flüssig bleibende Oel verhält sich in den betreffenden Samen allgemein so; als ein besonders lehrreiches Beispiel verdient ausserdem auch das officinelle Lycopodium angeführt zu werden. Untersucht man es unter Wasser, Glycerin oder Weingeist, so erblickt man kein Oel, obwohl diese Droge dessen nicht weniger als 43 pC. enthalt. Zahlreiche grosse Oeltropfen treten aber auf, wenn man das Lycopodium unter dem Deckgläschen zertrümmert,*) mit concentrirter Schwefelsäure tränkt oder auch mit möglichster Kraft unter dem Pistill zerreibt. Auch bei den oben genannten ölreichen Samen genügt ja der geringste Druck, um das Oel sofort sichtbar zu machen.

Offenbar wird das fette Oel durch diese höchst merkwürdigen Arten der Aufspeicherung sehr wirksam geschützt; es ist bekannt genug, wie rasch es ranzig wird, wenn die Samen zerkleinert oder gar befeuchtet sind.

Die Samen enthalten regelmässig Fett und zwar beträgt dessen Menge

---

*) Dieses geschieht mit Hülfe eines eigenen Quetschers (Compressorium), welcher z. B. in dem oben pag. 19 erwähnten Werke von Dippel I. 246. 247 abgebildet ist.

im Maximum reichlich die Hälfte des Gewichtes der Samenkerne nach
Beseitigung der Schalen. So bei Amygdalae dulces, Semen Papaveris,
Semen Ricini, S. Sesami, S. Tiglii; in letztern sogar gegen 60 pC. Meis-
tens aber bleibt der Fettgehalt der übrigen hier in Frage stehenden
Samen geringer. Amygdalae amarae geben 43, Cacao nicht viel über
40, Leinsamen 26, schwarzer Senf gegen 30 pC. — Mit Ausnahme des
Olivenöles und des Palmöles stammen alle Oele vegetabilischen Ur-
sprunges, welche im grossen gewonnen werden, von Samen.

Andere feste und halbfeste Inhaltsstoffe.

Harze und ätherische Oele als Zellinhalt werden häufig schon an
der oben (pag. 85. 86) besprochenen Eigenthümlichkeit der Zellen oder
Gewebe erkannt, denen sie angehören. Bei der mikroskopischen Untersuchung freilich treten sie, namentlich wenn sie miteinander gemengt, als
Balsam, vorkommen, aus jenen Lagerstätten in Form kleiner stark
lichtbrechender Tropfen aus, welche häufiger gelblich oder bräunlich als
farblos sind und sich mit Weingeist oder doch mit absolutem Alcohol, mit
Aether, Benzol, mit fetten und ätherischen Oelen klar mischen lassen.
Harz, welches frei von ätherischem Oele ist, trifft man, z. B. in Lignum
Guaiaci, L. Quassiae, in Form spröder Massen, welche selbst im polarisirten Lichte keine Krystallisation verrathen.

Die Harze sind aber nicht auf jene Behälter beschränkt, wie schon
aus der Schilderung der letztern hervorgeht. In jugendlichen Zellen, wo
Harz gebildet wird und nur erst in geringer Menge vorhanden ist, geht ihm
oft noch eine besondere Färbung ab, ebenso wenn das Harz halbflüssige
Körnchen darstellt, wie besonders in denjenigen Pflanzen, wo es emulgirt
als Bestandtheil von Milchsäften auftritt, z. B. in Tuber Jalapae. Diese
äusserst feine Zertheilung und Verflüssigung der Harze wird in den Milchsäften der Umbelliferen befördert durch den Gehalt an ätherischem Oele.
Unter solchen Umständen lässt sich das Harz an seiner Neigung zur Aufnahme von Farbestoffen erkennen; vorsichtig in entsprechender Menge
zugesetzte Jodlösung (Nr. 22 unten) oder besser in Wasser gelöste Ani-
linfarben, Cochenille u. s. w. leisten zu diesem Ende gute Dienste. Allerdings ist damit nicht immer der vollgültige Beweis geleistet, dass die
gefärbten Körper Harze sind, aber die Färbung gewährt doch gute Anhaltspunkte.

Die Abhängigkeit der Harzbildung vom Alter des Gewebes zeigt sich auffallend in Lignum Guaiaci, dessen jüngere, peripherische Theile (Splint) frei von Harz sind. Nur das Innere, das Kernholz, ist mit Harz gefüllt.

Gerbstoffe. Häufig finden sich Körnchen in Zellen abgelagert, welche durch Eisenchlorid in wässeriger oder oft besser in weingeistiger Lösung blaue oder grünliche Färbung erlangen, so dass wir sie für Gerbstoff oder doch gerbstoffartige Gebilde halten dürfen. Sie werden anderseits auch oft durch Jod blau gefärbt, als ob sie Amylum einschlössen oder daraus hervorgegangen wären, wie denn überhaupt beide in denselben Geweben gleichzeitig oder noch häufiger abwechselnd auftreten. Der Gerbestoffgehalt unterliegt in der That auch bedeutenden periodischen Schwankungen.*)

In reinster Form abgelagerter Gerbstoff löst sich bei der Untersuchung unter Wasser auf. Um ihn zur Anschauung zu bringen, müssen die Schnitte daher unter Benzol, ätherischen oder fetten Oelen oder andern den Gerbestoff nicht lösenden Flüssigkeiten betrachtet werden; schon Glycerin genügt, da es in concentrirter Form nur wenig Gerbstoff löst. So findet man z. B. in den Gallen formlose Klumpen, welche die Zelle nahezu ausfüllen. Der Gerbestoff durchdringt auch sehr häufig die Zellhäute, so dass die Wandungen ganzer Gewebe nach Befeuchtung mit Eisenlösung gefärbt werden, so z. B. das Parenchym der Chinarinden, die Fibrovasalstränge und die Umgebung der Oelräume in den Gewürznelken u. s. f. Dicke harte Zellwände, welche von wässeriger Eisenlösung nicht benetzt werden, nehmen oft bei gleichzeitigem Zusatze von Alcohol die blaue oder grüne Färbung doch an. Freilich mögen diese Reactionen oft mehr durch Abkömmlinge, Zersetzungsproducte der Gerbstoffe oder ihnen sonst verwandte Körper hervorgerufen werden, wie etwa durch Ellagsäure oder Gallussäure, deren Anwesenheit in der Natur selbst zwar noch nicht mit voller Sicherheit angenommen werden darf. Morin und Moringerbsäure, welche auf Eisensalze ebenso reagiren, sind im Kreise der uns hier beschäftigenden Pflanzentheile auch noch nicht angetroffen worden. Ferner sind **Pyrocatechin**, **Quercitrin** und **Rutin** nicht zu übersehen, welche die Lösungen der Eisenoxydsalze gleichfalls grün färben. Die

---

*) Vergl. weiter Wigand, Sätze über die physiologische Bedeutung des Gerbestoffes und der Pflanzenfarben. Botanische Zeitung 1862 121.

erstere Substanz können wir zwar hier nur erst als sehr untergeordneten Bestandtheil des Kino anführen und Quercitrin ist in den Flores Rosae gallicae vorhanden; aber letzteres sowohl als Pyrocatechin ist ohne Zweifel im Pflanzenreiche weit verbreitet und dürfte sich bei genauerer Nachforschung noch in manchen Drogen finden.

Wie die Gerbesäure der Gallen so rufen auch noch einige andere verschieden zusammengesetzte Gerbstoffe in Eisenoxydsalz-Auflösungen einen blauschwarzen Niederschlag hervor, so z. B. der Gerbstoff der Folia Uvae ursi, der Granatwurzelrinde u. s. w. Viele andere aber, wie z. B. die Gerbesäure der Chinarinden, diejenige der Radix Ratanhiae peruvianae, des Rhizoma Filicis, Rhiz. Tormentillae, des Caffees, des Catechu erzeugen in Eisenchlorid oder in Eisenoxydsalzen einen grünen Niederschlag, die Rhabarbergerbsäure einen schwarzgrünen. In zwei Ratanhia-Sorten, derjenigen aus Para und aus Savanilla, ist die eisengrünende Gerbesäure von einer überwiegenden Menge eisenbläuender Säure begleitet. Zur richtigen Beurtheilung dieser Färbungen muss man dünne Schnitte der betreffenden Drogen mit wenig Eisenchloridlösung von der unten (Nr. 26) angegebenen Verdünnung befeuchten und die Glastafel (Objectträger), worauf diese Reaction ausgeführt wird, auf ein weisses Blatt Papier legen. Der Versuch wird gleichzeitig auch unter Anwendung von Eisenvitriollösung (Nr. 25) ausgeführt, welche die Färbungen erst allmälig, im Verhältnisse ihrer Oxydation, aber oft um so reiner hervortreten lässt.

Ein höchst merkwürdiges Vorkommen einer auf Eisenchlorid sowohl als auf Eisenoxydulsalz prachtvoll blau reagirenden Substanz bieten die grossen Zellen des Fruchtfleisches von Siliqua dulcis dar.

Zwischen den Gerbstoffen oder Gerbsäuren der oben angedeuteten beiden Classen bestehen scharfe chemische Unterschiede, welche sich namentlich bei der trockenen Destillation geltend machen. Dieser Behandlung unterworfen liefern nämlich die Gerbestoffe, welche Eisenoxydsalze blau färben, Pyrogallin (Pyrogallussäure), die eisengrünenden dagegen Pyrocatechin (Oxyphänsäure). Werden die Gerbestoffe mit Aetzkali geschmolzen, so geben die eisenbläuenden ebenfalls Pyrogallin, die andern Gerbestoffe hingegen erzeugen Protocatechusäure.

Im einzelnen lässt die Kenntniss der verschiedenen Glieder der chemischen Familie der Gerbstoffe noch viel zu wünschen übrig. Es fehlt auch an einer allen Ansprüchen genügenden Methode zur quantitativen

Bestimmung der Gerbsäuren für alle die zahlreichen Fälle, wo sie nicht in ziemlicher Reinheit schon durch Aetherweingeist ausgezogen werden können wie etwa aus den Galläpfeln. Berücksichtigt man ausserdem, dass der Gehalt an Gerbstoff den Schwankungen der Vegetation unterliegt, so darf man sich nicht allzusehr darüber wundern, dass die bezüglichen analytischen Angaben weit auseinander gehen. Viele solche Bestimmungen sind vom technischen Standpunkte aus z. B. bei der Eichenrinde gemacht worden, so dass darüber eine ziemlich umfangreiche Literatur vorhanden ist.[*] Diese Rinde scheint im Maximum bis 20 pC. Gerbstoff enthalten zu können, mehr als irgend ein anderer uns hier näher angehender Pflanzentheil[**]), wenn wir von den Gallen absehen. Diese nämlich sind geradezu als eine krankhafte Concentrirung von Gerbsäure aufzufassen. Die in diesen Missbildungen bis zu 70 Procent angehäufte Gallusgerbsäure ist merkwürdiger Weise ein eigenartiges Glied der Familie der Gerbstoffe; wenigstens dürfen die Ausnahmefälle, wo man sie anderwärts auch erkannt haben will (in den Myrobalanen und im Sumach) noch beanstandet werden.

Gummi und Schleim. Das Gummi oder Arabin, bei 100^0 getrocknet, der Formel $C^{12} H^{22} O^{11}$ entsprechend, wird rein und in grösserer Menge nur von wenigen Acacia-Arten erzeugt. Es löst sich vollständig in gleich viel kaltem Wasser und mischt sich dann klar in allen Verhältnissen mit einer Auflösung von neutralem Bleiacetat.

Dem Gummi reihen sich sehr ähnliche Substanzen, die Schleime, an, welche bei 100^0 nach der Formel $C^{12} H^{20} O^{10}$ zusammengesetzt sind. Unzweckmässiger Weise[†]) hat man auch auf einen Theil derselben die Bezeichnung Bassorin übertragen. Auflösungen von Pflanzenschleim werden nicht nur von basischem Bleiacetat (Bleiessig) niedergeschlagen, sondern auch schon von neutralem (Bleizucker). In seinem Verhalten zu

---

[*] Es genüge hier zu nennen: Cech, Studien uber quant. Bestimmung der Gerbsäuren, Giessen 1867; Hartig, Gerbstoff der Eichen. Stuttg. 1869; Neubauer in Fresenius Zeitschrift für analyt. Chemie. X (1871) 1 bis 40.

[**]) Die Rinde der australischen Eucalyptus corymbosa enthält sogar 27 pC. Gerbsäure (Jahresbericht der Chemie 1868. 807), die Myrobalanen 45 pC.; Dividivi, die Schoten von Caesalpinia coriaria Willd., 55 pC.

[†]) Unzweckmässig in sofern als unter dem Namen Bassora-Gummi verschiedene nicht genau genug bekannte dem Traganth ähnliche Schleim- oder Gummi-Arten zusammengeworfen worden sind; der Ausdruck Bassorin ist daher einer bestimmten Definition gar nicht fähig und sollte aufgegeben werden.

Wasser jedoch bietet der Pflanzenschleim in seinen verschiedenen Vorkommnissen alle Abstufungen von völliger Löslichkeit in Wasser bis zu bloser von nur äusserst spärlicher Auflösung begleiteter Quellung dar. Zum Zwecke der mikroskopischen Untersuchung schleimhaltiger Gewebe dienen daher Flüssigkeiten, welche weniger auf den Schleim wirken, concentrirtes Glycerin, Weingeist, ein fettes oder ätherisches Oel. Der Schleim erscheint dann zu einer die Zelle nicht mehr völlig ausfüllenden Masse zusammengezogen, wie etwa in Bulbus Scillae. Bisweilen zeigen die Schleimmassen Schichtung, welche namentlich durch Alcoholzusatz deutlicher hervortritt, so in Radix Althaeae. In solchen Fällen ist anzunehmen, dass ein allmäliger wenn auch nur theilweiser Uebergang der Zellwand in Schleim stattgefunden habe, namentlich wenn der Schleim, wie in Salep, durch Jod und Schwefelsäure blau gefarbt wird oder gar noch in Kupferoxydammoniak löslich ist wie reine Cellulose. Letzteres ist der Fall bei dem als Endglied der Cellulose-Reihe sich den Schleimarten anschliessenden Lichenin (s. oben pag. 93). Dass die Zellwände ganz und gar in Schleim übergehen können, ist schon oben (pag. 95) hervorgehoben worden. Bei der Bildung des Traganths sind nicht nur die Zellhäute, sondern auch die Stärkekörner betheiligt, welche vorher in dem Gewebe abgelagert waren und in geringer Menge noch im Traganth erhalten bleiben.

Bedeutende, aber nur erst an wenigen Beispielen*) erwiesene Verschiedenheiten bieten die Schleimarten auch in optischer Hinsicht dar, indem einige die Rotationsebene des polarisirten Lichtes nach links, in demselben Sinne ablenken wie das Gummi, während andere Schleime rechts drehen.

Den Gummiarten und Schleimen gesellen sich ohne Zweifel häufig auch **Pectinstoffe** bei, deren microchemische Erkennung aber bei dem gänzlichen Mangel eines Reagens bis jetzt noch nicht gelingt, wie denn überhaupt die Kenntniss dieser Stoffe noch sehr unvollständig ist.

Farbstoffe. Neben dem Chlorophyll kommen in Blättern, Früchten, Blüthen, auch die aus demselben hervorgehenden gelben und rothen Farbstoffe vor, über welche wir trotz ihrer so allgemeinen Verbreitung und ihrer Wichtigkeit noch ungenügend unterrichtet sind.

---

*) Wiggers-Husemann'scher Jahresbericht 1869. 154, oben.

Manche andere in Zellen abgelagerte Farbstoffe, wie das Ratanhiaroth, Chinaroth, die braunrothen Massen der Cascarillrinde verdanken der Oxydation von Gerbstoffen ihren Ursprung, andere vermuthlich dem Quercitrin. Die angedeuteten Beispiele führen uns formlose Farbstoffe vor, andere Fälle hingegen gefärbte kleine Körner. So das Gewebe des Safrans und die äussern Parenchymschichten des Fructus Capsici.

Chromogene werden bisweilen Körper genannt, welche erst nach chemischer Einwirkung auffallende Farben annehmen. In Siliqua dulcis und in den Früchten der Rhamnus cathartica kommen Inhaltskörper vor, welche durch Natronlauge (Nr. 8 unten) prächtig blau gefärbt werden. Cortex Frangulae gibt an dasselbe Reagens Frangulin ab, welches nun eine reich carminrothe Lösung bildet.

Häufiger jedoch sind in den uns beschäftigenden Fällen die färbenden Stoffe nicht als geformte Inhaltskörper abgelagert, sondern nur als eingetrocknete Rückstände gefärbter Lösungen. In Radix Calumbae finden wir die Wände der prosenchymatischen Zellen vom gelbem Farbstoffe durchdrungen. In harten Samenschalen ist ein dunkelbrauner Farbstoff viel verbreitet, z, B. in Semen Lini, Semen Sinapis, Semen Cardamomi, auch in der Epidermis der Wachholderfrüchte, der den Auflösungsmitteln sehr hartnäckig wiedersteht. Durch weingeistiges Eisenchlorid färben sich viele dieser harten dunkelbraunen Zellwände grünlich oder schwärzlich.

Zucker. Rohrzucker und die übrigen Zuckerarten sind in Wasser, daher wohl auch in den meisten Zellsäften so reichlich löslich, dass sie selbst nach dem Trocknen nicht krystallisirt oder sonst als ohne weiteres unterscheidbarer geformter Inhalt der Zellen auftreten. Der am spärlichsten lösliche Milchzucker, welcher aber doch bei gewöhnlicher Temperatur immerhin nicht mehr als 7 Theile Wasser erfordert, ist im Pflanzenreiche nur erst ein einziges Mal (1871), in der Frucht der tropischen Achras Sapota L. aufgefunden worden.

Tropfbar flüssiger Zellinhalt.

Beim Trocknen der Drogen*) verdampft das alle Lebensthätigkeit vermittelnde Wasser grösstentheils; wie beträchtlich dessen Menge oft sein

---

*) Auf das Trocknen bezieht sich auch der Ausdruck D r o g e; das *u*, welches jetzt gewöhnlich eingeschoben wird (Drogue), stammt aus den romanischen Sprachen.

kann, zeigen manche Wurzeln in auffallender Weise. Jüngere Radix Belladonnae verliert bis 85 pC. Wasser, Radix Taraxaci 77 pC., saftige Früchte noch mehr. Jedoch halten alle Pflanzentheile Wasser zurück, das wir als hygroskopisches Wasser zu bezeichnen pflegen, aber keineswegs in flüssiger Form in den Zellen vorfinden. Der Betrag desselben wechselt sehr bedeutend je nach der Beschaffenheit der Gewebe und vermuthlich je nach ihrem Inhalt.

Die an Zucker und Schleim reiche Meerzwiebel hält 14 pC. hygroscopisches Wasser zurück, Radix Gentianae 16 bis 18 pC., Safran etwa 12 pC. Werden diese Stoffe bei 100° oder über Schwefelsäure vollkommen getrocknet und wieder den gewöhnlichen Bedingungen der Aufbewahrung ausgesetzt, so ziehen sie rasch wieder ungefähr die gleiche Menge Wasser an. Auch Drogen von nicht zelliger Structur enthalten bestimmte Mengen Wasser, das völlig lufttrockene Stärkemehl z. B. 13 bis 17 pC., das arabische Gummi und der Traganth eben soviel. Nur wenige Procente Wasser können dagegen die Samen, besonders die mit harter Schale versehenen, zurückhalten.

Nach der Verdampfung des Wassers lagern sich gelöste Stoffe in fester Form ab, wie schon (pag. 118) bei Gelegenheit des Inulins erwähnt wurde. Nur eine beschränkte Anzahl in Wasser unlöslicher Stoffe vermag in dem trockenen Gewebe tropfbar flüssige Form zu bewahren. So die ätherischen Oele, deren Siedepunkt um 70 bis 150° und mehr höher liegt als der des Wassers, so dass sie bei gewöhnlicher oder nur wenig erhöhter Temperatur nur in sehr geringer Menge mit dem Wasser abdunsten und daran noch mehr gehindert werden, wenn sie Harze in Auflösung enthalten.

Auch der Milchsaft der Jalape besitzt merkwürdigerweise in der getrockneten Droge noch flüssige Form, wie ja das daraus dargestellte Harz sehr hartnäckig Wasser zurück zu halten im Stande ist.

Hier und da finden wir auch Tropfen fetten Oeles in Zellen, doch aus den pag. 120 angeführten Gründen weit seltener als man erwarten sollte, wenigstens, wenn man die Schnitte unter Glycerin mustert.

Ausser dem Verluste des Wassers und auch wohl eines zwar geringen Antheiles des ätherischen Oeles erfahren viele Pflanzen durch das Trocknen noch andere chemische Veränderungen, worüber wir Schoonbroodt*)

---

*) Wiggers-Husemann'scher Jahresbericht 1869. 9.

einige werthvolle Andeutungen verdanken, welche weiter verfolgt zu werden verdienen. In der Regel erleiden die mit Riechstoffen ausgestatteten Pflanzen oder Pflanzentheile durch das Trocknen eine Einbusse an denselben. Rhizoma Veratri z. B. riecht nur in frischem Zustande knoblauchartig. Als gegentheiliges Beispiel ist Rhizoma Iridis auffallend, dessen Geruch sich erst während des Trocknens entwickelt, während gleichzeitig der sehr scharfe Geschmack sich mildert.

Elastisch flüssiger Zellinhalt, d. h. Luft, nimmt die Hohlräume derjenigen Gewebe ein, welche nicht ferner lebensthätig sind. Es liegt in der Natur der Sache, dass eine vollständige Erfüllung der Zellen mit Luft nicht durch unmittelbare Anschauung wahrzunehmen ist. In noch saftigen lebensthätigen Zellen dagegen und in solchen, welche man zum Zwecke der Untersuchung mit Flüssigkeiten tränkt, treten die Luftblasen wegen totaler Reflexion der Lichtstrahlen als dunkle Ringe aus der Flüssigkeit entgegen, mit denen sich der Anfänger in der microscopischen Beobachtung sehr bald hinlänglich bekannt macht, um sich dadurch nicht ferner stören zu lassen.

Mikrochemische Reagentien.

Bereits wurde im Laufe der obigen Darstellung gelegentlich der chemischen Nachweisung dieses und jenes Stoffes gedacht und in der That gewährt die Behandlung microscopischer Schnitte mit geeigneten Reagentien viele werthvolle Aufschlüsse. Wie überall so sind auch hier bestimmte Antworten zu erlangen, wenn systematische und genau formulirte Fragen gestellt werden. Als Mittel hierzu benutzen wir die chemischen Reagentien, worunter die folgenden als besonders wichtig bezeichnet werden dürfen:

1) **Chromsäure** in 100 Theilen Wasser gelöst. Sie dient ganz allgemein dazu, zusammengesetzte verdickte Zellwände und Inhaltskörper aufzulockern, wodurch sehr oft feinere Structurverhältnisse erst blos gelegt werden, da die Chromsäure namentlich auch dunkel gefärbte Zellwände aufzuhellen vermag und anderseits Schichten und feinere Membranen ablöst und zu deutlicher Anschauung bringt. So werden durch diese Säure die Stärkekörner völlig aufgeblättert und die Schichten der Chinabastzellen von einander getrennt.

In grösserer Concentration oder während längerer Zeit einwirkende

Chromsäure zerstört die Zellwände. Ihre Anwendung erfordert daher fortwährende Beobachtung der damit behandelten Schnitte, um die Folge der Erscheinungen vollständig zu überblicken.

2) **Salzsäure** von ungefähr 1,12 sp. G. wirkt weit weniger energisch auf die Zellwände, bemächtigt sich aber, ohne diese in störender Weise aufzuquellen, mancher Inhaltsstoffe und lässt dadurch den Bau der Gewebe deutlicher erkennen. Es ist oft bequem, in dieser Weise das allzu reichlich vorhandene Stärkemehl zu beseitigen. Die Krystalle des oxalsauren Kalkes werden von Salzsäure leicht aufgelöst; auf Zusatz von essigsaurem Natron fällt wieder ersteres Salz nieder. Dieser in kleinstem Masstabe auszuführende Versuch dient oft zur Bestätigung, dass man wirklich Oxalat vor sich habe.

3) **Schwefelsäure** von ungefähr 1,83 sp. G. passt zur Auflösung oder doch Aufquellung mancher Zellwandungen. Mit 2 bis 3 Theilen Wasser verdünnte Schwefelsäure ertheilt vielen Zellhäuten, so wie einzelnen daraus hervorgegangenen Schleimarten die Eigenschaft, nachher durch Jod blau gefärbt zu werden. — Siehe jedoch oben pag. 94.

4) **Salpetersäure** von 1,20 sp. G. Von ähnlicher Wirkung wie die Salzsäure; sie ertheilt den Eiweissstoffen gelbliche Farbe, welche auf Zusatz von Ammoniak noch deutlicher hervortritt.

5) **Essigsäure** von 1,04 sp. G. hellt solche Schnitte oft in überraschender Weise auf, welche mit Alkalien behandelt worden waren. Da Calciumoxalat in Essigsäure unlöslich ist, so mag sie auch wohl zur Bestätigung herbeigezogen werden, wenn es sich um jenes Salz handelt.

6) **Gerbesäure** wird jeweilen vor dem Gebrauche in 20 Theilen Wasser aufgelöst und zur Aufsuchung von Alkalaiden gebraucht.

Man stellt durch Befeuchtung dünner Schnitte vermittelst Wasser, welchem eine Spur Essigsäure zugesetzt war, einen concentrirten Auszug her und prüft durch allmäligen Zusatz weniger Tropfen der Gerbsäurelösung auf dem Objectträger selbst. Entsteht eine Trübung, so kann sie durch Alkaloide, aber auch wohl durch Bitterstoffe oder Eiweiss hervorgerufen worden sein.

7) **Aetznatron** kann in Form groben Pulvers bequem aufgehoben und benutzt werden, wenn es nicht nöthig ist, die anzuwendende Menge genauer zu bemessen.

8) **Aetznatronlauge** von 1,1 bis 1,2 sp. G. dient allgemein als Aufweichungsmittel. Sehr viele gefärbte Zellwände quellen nicht nur auf,

sondern werden auch entfärbt; aus den Zellen selbst werden dadurch Amylum, Proteïnstoffe, Farbstoffe aufgelöst, namentlich in der Wärme. Die Gewebe werden aber durch allzu heftige Wirkung der Lauge sehr entstellt.

9) **Ammoniak** von 0,96 sp. G. ist daher häufig empfehlenswerther als Natron, da letzteres oft allzu energische Quellungen herbeifuhrt, welche die Reinheit der Umrisse beeinträchtigen. Auch ist die Gallerte, welche durch Einwirkung des Natrons auf Amylum entsteht, sehr störend. Bei Anwendung von Ammoniak ist beides nicht der Fall, während sein Lösungsvermögen für Farbstoffe nicht geringer ist. Amylum erleidet durch Ammoniak keine Veränderung.

10) **Alkalisches Kupfertartrat.** Die Auflösung von weinsaurem Kupfer-Natrium, die sogenannte Fehling'sche oder Barreswil'sche Flüssigkeit, ist für microchemische Zwecke nicht angenehm zu handhaben. Etwas besser dient die Auflösung von frisch gefälltem Kupferoxyd in Glycerin und Natron, die durch Löwe 1870 eingefuhrt worden ist; ich ziehe aber das folgende Verfahren vor.

Man giesse zusammen 3 Theile eisenfreien Kupfervitriol, gelöst in 30 heissem Wasser und 7 Seignette-Salz (Kalium-Natrium-Tartrat) in 20 heissem Wasser, sammle den Niederschlag und trockne ihn. Zum Gebrauche bringe ich davon ein wenig auf den Objectträger, füge ein Körnchen Aetznatron bei, hierauf einige Tropfen Wasser, bis klare Lösung erfolgt, oder bewirke diese auch durch möglichst wenig Aetzlauge No. 8. Dann erst wird der Schnitt damit befeuchtet. Dieses alkalische Kupfertartrat nun dient in bekannter Weise zur Prüfung auf Zucker, indem unkrystallisirbarer s. g. Fruchtzucker daraus sofort rothgelbes Kupferoxydulhydrat ausscheidet. Sehr bald geschieht dieses auch in gelinder Wärme, wenn Traubenzucker zugegen ist, aber selbst beim Kochen nicht, wenn nur Rohrzucker (oder Mannit) vorhanden ist. Auch Dextrin vermag übrigens in der Wärme das Kupfertartrat zu reduciren.

Den im Parenchym abgelagerten Eiweissstoffen ertheilt dieses Reagens eine violette Färbung, indem Verbindungen von Kupferoxyd mit den Proteïnstoffen entstehen, welche erst 1872 durch Ritthausen bekannt geworden sind.

11) **Kupferoxydammoniak** erhält man durch Schütteln von Kupferspänen mit Ammoniak von der bei No. 9 angegebenen Stärke unter Zusatz von sehr wenig Salmiak. Diese Flüssigkeit ist das einzige Lösungs-

mittel für Cellulose; jedoch ist zu bemerken, dass sie auf die Zellwände je nach ihrer Dichtigkeit und Reinheit sehr verschieden wirkt, manche, wie z. B. die Hyphen der Pilze, den Kork, gar nicht angreift, wenigstens nicht bevor eine energische Aufweichung durch Kochen mit Aetzlauge oder mit chlorsaurem Kalium und Salzsäure vorausgegangen. Auch die Bastzellen, welche sehr stark verdickt sind, werden erst recht in der oben (pag. 36) angedeuteten Weise aufgeschlossen, nachdem sie so behandelt sind. Die Wirkung des Kupferoxydammoniaks tritt unter allen Umständen langsam ein und kann naturlich nur in geschlossenem Glase erreicht werden. Die hier angegebene Darstellungsweise ist genau einzuhalten; in anderer Weise dargestelltes Kupferoxydammoniak wirkt in einzelnen Fällen sehr verschieden.

12) **Glycerin** dient als Aufhellungsmittel sehr allgemein und bei höherer Concentration (1,23 sp. G.) kommt bisweilen auch seine wasserentziehende Kraft in Betracht. Bei der Untersuchung auf solche Inhaltsstoffe, welche sich rasch in Wasser lösen würden, ist concentrirtes Glycerin sehr brauchbar, da es sein Auflösungsvermögen nur allmälig bethätigt. So lässt sich auch unter Glycerin die schrittweise Aufquellung schleimgebender Membranen und das Zerfallen ölhaltiger Gebilde (pag. 120) bequem verfolgen und durch Wasserzusatz beliebig beschleunigen.

13) **Wasserfreier Alcohol** dient dazu, um z. B. Schleim sichtbar zu machen, der durch Wasser weggeführt oder sich mit Glycerin klar mischen würde. Balsame, ätherische Oele, Harze werden durch Alcohol gelöst.

14) Alcohol von 85 Gewichtsprocenten, gewöhnlicher **Weingeist,** leistet in den meisten Fällen dasselbe wie der wasserfreie.

15) **Alcohol von 65 Procenten** löst ausser den Harzen auch schon die Zuckerarten in ziemlicher Menge.

16) **Aether** wird hauptsächlich zur Beseitigung von festen und flüssigen Fetten verwendet, wobei auch Harze und ätherische Oele mit in Lösung gehen.

17) **Benzol** dient in gleicher Weise wie Aether, gestattet aber besser gelinde Erwärmung, welche oft sehr förderlich ist.

18) **Mandelöl** erlaubt das Ausziehen fetten Oeles zu ersparen, z. B. bei den ölgebenden Samen, welche optisch auf Proteïnkörner und krystalloïdische Proteïnstoffe (pag. 106) geprüft werden sollen.

19) **Nelkenöl** mag zu denselben Zwecken noch besser benutzt werden, da es des stärkeren Lichtbrechungsvermögens wegen noch mehr auf-

9*

hellt. Es durchdringt mit gleicher Leichtigkeit die Gewebe und viele Inhaltsstoffe.

20) **Jod** in Pulverform ruft, auf befeuchtete Schnitte gestreut, nicht selten reinere Färbungen hervor als Jodlösungen, welche bei nur etwas längerer Aufbewahrung Jodwasserstoffsäure enthalten.

21) **Jodwasser.** 1 Jod mit 2000 Wasser geschüttelt, als Reagens auf Stärke und ähnlich reagirende Formen der Cellulose. Nach einiger Zeit bildet sich in dieser Auflösung Jodwasserstoff, welcher mehr Jod zu lösen vermag, daher ein älteres Jodwasser frisch bereitetem gegenüber feine Unterschiede im Verhalten zu Stärke zeigt.

22) **Jodauflösung** mag in Kürze die Mischung von 1 Jod mit 3 Jodkalium und 500 Wasser heissen. Da bei diesem Reagens seine eigene dunkle Farbe in Betracht kommt, so ist bei der Prüfung auf Stärke das unter 20 und 21 angedeutete Verfahren zweckmässiger. Dagegen ertheilt die Auflösung 22 den Proteïnstoffen eine charakteristische rothgelbe Farbe. Bei Gegenwart von Alkaloïden können Jod-Verbindungen derselben niederfallen, welche jedoch von überschüssiger Jodlösung leicht aufgenommen werden.

23) **Chlorjodzink.** Mischt man 1 Jod, 5 Jodkalium, 30 Chlorzink, 14 Wasser, so erhält man eine Flüssigkeit, welche manche Modificationen der Cellulose sofort blau färbt, ohne dass eine Befeuchtung mit Schwefelsäure vorausgehen oder folgen muss.

24) **Jodkalium-Jodquecksilber** stellt man durch Auflösung von 1,35 Sublimat und 5,0 Jodkalium in 100 Wasser dar. Fast alle Alkaloïde werden aus ihren Auflösungen selbst in grosser Verdünnung durch dieses Reagens gefällt, so dass es über die Gegenwart von solchen Stoffen Aufschluss gewährt. Die niederfallenden Verbindungen sind meist amorph, aber manche nehmen nach einigen Stunden Krystallform an. Auf feinen Schnitten der Chinarinden, welche mit diesem Reagens befeuchtet werden, schiessen Jod-Verbindungen ihre Alkaloïde mit Jodquecksilber an.

25) **Eisenvitriol** aus wässeriger Lösung durch Alcohol gefällt und an der Luft getrocknet. Zum Gebrauche wird 1 Theil jeweilen frisch in 20 Wasser gelöst. Manche Stoffe aus der Classe der Gerbsäuren werden dadurch gefärbt, aber gewöhnlich anders als durch Eisenchlorid. Zusatz von wenig Aetznatronlauge zu Schnitten, welche mit Eisenvitriollösung getränkt und hierauf abgespült waren, ruft oft neue Färbungen hervor.

26) **Eisenchlorid.** Wässerige Lösung von 1,3 bis 1,4 sp. Gewicht

wird mit 5 Theilen Wasser verdünnt und eben so eine zweite Portion mit 5 Th. absoluten Alcohols gemischt, angefertigt. Die Unterschiede in der Wirkungsweise beider wurden schon (pag. 122) hervorgehoben.

Die Hauptanwendung dieses Reagens beruht auf seinem Verhalten zu den Gerbstoffen, welche dadurch entweder grün oder blau gefärbt werden. Es ist zweckmässig, beide Classen auseinander zu halten; häufig aber wird man unschlüssig sein, indem Uebergangsfarben auftreten, weil mehrere Gerbstoffe zugleich vorhanden sein können (pag. 123). Dafür spricht die Wahrnehmung, dass die durch sehr geringe Mengen der Eisenlösung in gerbstoffhaltigen Zellen anfangs entstandene Färbung durch weitern Zusatz von Eisenchlorid oftmals umschlägt. Ausserdem ist auch an das Verhalten des Pyrocatechins, Quercitrins, Rutins (pag. 122) zu erinnern.

27) **Salpetersaures Quecksilberoxydul,** unter dem Namen des Millon'schen Reagens bekannt. 1 Theil Quecksilber wird in der Kälte in 1 Salpetersäure (No. 4) gelöst und mit 2 Wasser verdünnt. Proteïnstoffen ertheilt diese Flüssigkeit eine rothe Farbe. Seiner stark sauren Reaction wegen muss dieses Reagens von der Berührung mit dem Microscop sorgfältig fern gehalten werden.

28) **Carminlösung.** Bester Carmin wird in Ammoniak gelöst, die klar abgegossene Flüssigkeit zur Trockne verdunstet und der Rückstand in 100 Wasser gelöst. Dieses Reagens wird von manchen Stoffen reichlich aufgenommen, z. B. von Eiweiss und Harzen, auch von zarten Zellhäuten, so dass durch ungleiche Färbung der Wände und Inhaltsstoffe manche Verhältnisse deutlicher gemacht werden können (pag. 121).

29) **Rosanilinlösung.** Salzsaures Rosanilin in 100 Wasser lässt sich in ähnlicher Richtung verwerthen wie die Carminlösung.

30) **Anilinblau.** In Wasser lösliches Anilinblau leistet durchweg dieselben Dienste wie Rosanilin.

Druckfehler.

Pag 15, Zeile 20 von unten soll stehen Calabar statt Calabor.
 „ 15, „ 16 „   „   „   „   Anacahuite statt Anacalmite.
 „ 81, „   3 „   „   „   das Semicolon vor dem q stehen.
 „ 87, „   2 „   „   „   stehen Phloëm statt Phloein.

Die Pflanzenstoffe

in

chemischer, physiologischer, pharmakologischer und toxikologischer Hinsicht.

Für

Aerzte, Apotheker, Chemiker und Pharmakologen

bearbeitet von

Dr. Aug. Husemann und **Dr. Theod. Husemann,**

Prof. der Chemie
an der Kantonschule in Chur.

Privatdocent der Pharmakologie u. Toxikologie
an der Universität Göttingen.

75 Bogen mit alphabetischem Register.

In dauerhaftem Leinwandband.

Preis: 7 Thlr. 10 Sgr.

Das Werk füllt nach dem Urtheile der geachtetsten Fachmänner aller Länder [wir heben unter vielen anderen nur **Wittstein,** **Wiggers, Flückiger, John M. Maïsch** (Philadelphia), **Almén** (Upsala), **Casselmann** (St. Petersburg), **Köhler** (Halle) hervor, welche sich in ihren Kritiken im höchsten Grade anerkennend über die originelle und treffliche Bearbeitung geäussert haben] eine tief empfundene Lücke in der medicinischen und pharmaceutischen Literatur aus. Der Titel des Werkes giebt über den Inhalt vollständige Auskunft. Ein referirender Prospect ist durch jede Buchhandlung zu beziehen.